Susanne Schoppmann, Matthias Herrmann, Christiane Tilly

Borderline begegnen

Miteinander umgehen lernen

Psychiatrie Verlag

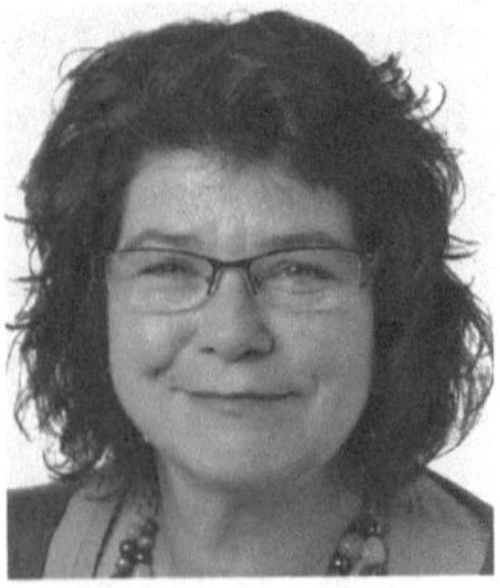

Dr. Susanne Schoppmann ist Fachkrankenschwester für psychiatrische Pflege, promovierte Pflegewissenschaftlerin und Mitherausgeberin der Zeitschrift »Praxiswissen: Psychosozial«.

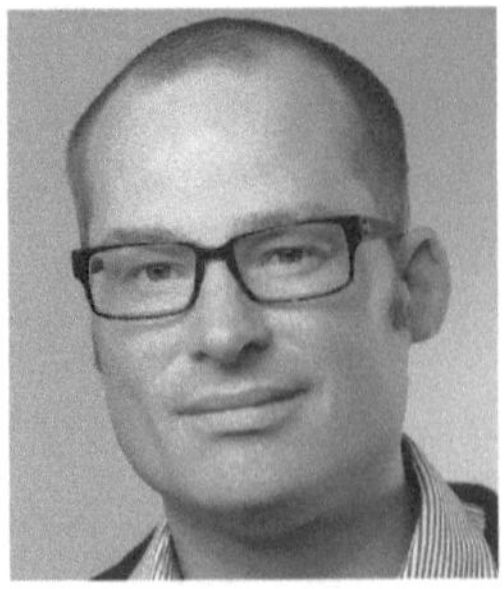

Dr. Matthias Herrmann ist promovierter Erziehungswissenschaftler und seit 1996 in der stationären Jugendhilfe tätig. Er leitet eine Wohneinrichtung für psychisch erkrankte Jugendliche und junge Erwachsene in Duisburg.

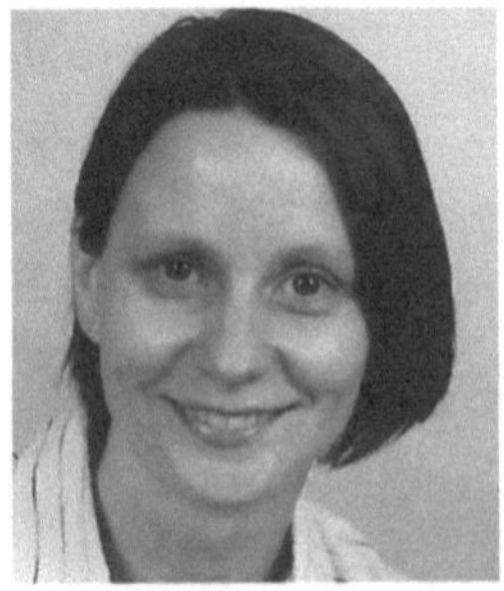

Dr. Christiane Tilly ist Ergotherapeutin, Dipl. Erziehungswissenschaftlerin und STEPPS-Lehrtrainerin. Sie ist Expertin für Borderline – auch aus eigener Erfahrung – und in einer allgemeinpsychiatrischen Klinik tätig.

Susanne Schoppmann,
Matthias Herrmann, Christiane Tilly

Borderline begegnen

Miteinander umgehen lernen

Unter Mitarbeit von Anja Link
und Christof Schoppmann

Psychiatrie Verlag

Susanne Schoppmann, Matthias Herrmann, Christiane Tilly
Borderline begegnen
Miteinander umgehen lernen
2. Auflage 2019
ISBN-Print: 978-3-96605-003-6
ISBN-PDF: 978-3-96605-004-3

Bibliografische Informationen der Deutschen Nationalbibliothek
Die Deutsche Nationalbibliothek verzeichnet diese Publikation in der Deutschen Nationalbibliografie; detaillierte bibliografische Daten sind im Internet über https://portal.dnb.de abrufbar.

Weitere Bücher zum Umgang mit psychischen Störungen und ihrer Behandlung im Internet unter: www.psychiatrie-verlag.de

Einen leeren Eisbergvordruck können Sie zur persönlichen Verwendung unter www.psychiatrie-verlag.de/buecher/detail/book-detail/borderline-begegnen.html herunterladen.

Psychiatrie Verlag GmbH
Ursulaplatz 1
50668 Köln
info@psychiatrie-verlag.de

Umschlagkonzeption und -gestaltung: Michael Schmitz, grafikschmitz.de, Arnbruck unter Verwendung eines Fotos von Lumamarin / photocase.com
Illustrationen: Claus Ast, Nierstein
Typografiekonzeption: Iga Bielejec, Nierstein
Satz: Psychiatrie Verlag, Köln
Druck und Bindung: CPI Druckdienstleistungen GmbH, Erfurt

Die Eisberggrafik zum Selbstausfüllen finden Sie unter www.psychiatrie-verlag.de/buecher/detail/book-detail/borderline-begegnen.html.

Danksagung

Ein jedes Buch hat viele Autoren. Darunter auch solche, die nicht selbst schreiben, aber die Schreibenden inspirieren oder auf andere Weise in ihrem kreativen Prozess unterstützen. Bei all diesen Menschen bedanken wir uns von ganzem Herzen. Zu ihnen gehören: Kolleginnen und Kollegen, die uns im Rahmen des Drei-Länder-Kongresses 2007, des Borderline-Trialogs 2007 und zu anderen Gelegenheiten in München, Bremen und anderen Orten unsere Fragen beantwortet haben. Ganz besonders wollen wir uns bei Heiner Dehner, Hans Gunia, Melanie Grefenberg, Volker Hasslinger, Elke Max, Theresa Rakel-Haller, Monika Reller und Ingo Tschinke bedanken; sie werden wissen, wofür. Und selbstverständlich gilt unser Dank den vielen Klientinnen und Klienten, Fachleuten und Angehörigen, mit und von denen wir viel von dem, was hier beschrieben ist, gelernt haben. Ohne sie wäre dieses Buch nicht entstanden. Für das Lektorat danken wir Katrin Klünter. Und natürlich bedanken wir uns auch bei unseren Liebsten, die mehr oder weniger geduldig auf uns verzichtet haben, wenn wir mal wieder am Schreibtisch saßen ...

Einführung: Annäherung von verschiedenen Seiten

→ Beispiel **Das ganze Team ist in zwei Lager gespalten ...**

Sie hat einen blonden Wuschelkopf, große braune Augen, und ich finde sie faszinierend. Sie ist so kreativ. Ihr Zimmer hängt voller selbst gemalter Bilder, die zum Teil mit einzelnen Wörtern und Sätzen versehen sind. Auch Skulpturen aus Pappmaschee und Arrangements aus auf Streifzügen gefundenen Gegenständen hat sie dort. Dazwischen liegen Kleider, Zigarettenpackungen und kleine Parfumflakons. Der Raum wirkt vollkommen bewohnt und erinnert in nichts mehr an ein Krankenhauszimmer.

Sie ist meine allererste Bezugspatientin und lebt schon lange in der Großstadt, in die ich eben erst umgezogen bin. Entsprechend sicher bewegt sie sich in dieser Stadt, sucht Kneipen, Plätze und Gegenden auf, die mir eher unheimlich sind. Sie arbeitet als Bühnenbildnerin an einem Theater, überlegt aber, einen anderen Beruf zu ergreifen. Einen, der es ihr ermöglicht, immer wieder weit wegzugehen, wie Stewardess.

In die Klinik ist sie nach einem Suizidversuch gekommen. Über sich selbst sagt sie, dass sie neugierig auf das Leben sei und keine Erfahrung auslassen wolle. Manchmal bleibt sie entgegen der getroffenen Absprachen abends lange weg, einige Male kommt sie erst am nächsten Tag zurück auf die Station. Was sie in diesen Zeiten macht, bleibt ihr Geheimnis. Diagnostiziert ist bei ihr eine Borderline-Persönlichkeitsstörung, und ich verstehe lange Zeit weder, was dies für eine Erkrankung sein soll, noch kann ich bei ihr Anzeichen erkennen.

Wir sind beide Anfang zwanzig, und ich finde ihre Neugier auf das Leben und ihre Unentschlossenheit gegenüber ihrem Beruf sehr nachvollziehbar. Irritiert bin ich lediglich von ihrem Suizidversuch, über den zu sprechen sie sich aber weigert. Wie in dieser Behandlungseinheit üblich treffen wir uns zweimal wöchentlich für jeweils dreißig Minuten zu einem Bezugspflegegespräch. Zu Beginn ähneln diese Gespräche Alltagsgesprächen, die ich mit Freundinnen führe. Dann aber passiert es immer häufiger, dass mich die Patientin zu unseren vereinbarten Gesprächen versetzt, nicht aufzufinden ist oder mir sagt, sie wolle nicht mit mir sprechen. Zu anderen Terminen erscheint sie wiederum pünktlich und spricht bereitwillig über ihre Erlebnisse. Ich beginne sie für launisch zu halten.

Parallel zu dieser Entwicklung soll ich darauf achten, dass sie sich an Vereinbarungen hält – denn das tut sie häufig nicht. Dazu gehören die Teilnahme an bestimmten Therapiegruppen und Ausgangsregelungen. Lediglich die Einzeltermine mit ihrem Therapeuten nimmt sie zuverlässig wahr. Sie rebelliert nicht offen gegen die Regeln auf der Station, sie scheinen für sie nur nicht zu gelten. Meine Versuche, die Regelverstöße mit ihr zu besprechen, blockt sie ab: Ich sei schließlich keine ausgebildete Therapeutin und habe ihr deswegen nichts zu sagen. Überhaupt seien die Gespräche mit mir vollkommen nutzlos und langweilten sie inzwischen nur noch. Es kränkt mich, fühle ich mich doch schon fast wie eine Freundin. Auch bin ich eifersüchtig auf den Therapeuten, den sie nicht langweilig findet.

In der nächsten Teamsupervision ist sie das Thema. Der behandelnde Therapeut offenbart viele Details aus ihrer Lebensgeschichte, die über weite Strecken ziemlich bitter war. Ich begreife, dass in dieser Geschichte der Schlüssel für einige ihrer Verhaltensweisen liegt, die ich anfangs für eine Laune hielt. Über ihre Vergangenheit hat sie mit mir bisher nie gesprochen. Wieder bin ich eifersüchtig und fühle mich ziemlich inkompetent. Vielleicht hat sie recht, und unsere Gespräche sind belanglos.

In der Supervision vereinbaren wir, dass künftige Regelverstöße Konsequenzen haben müssen. Kommt sie beispielsweise verspätet aus einem Ausgang zurück, so wird der nächste gestrichen. Darauf zu achten und dies durchzusetzen, ist meine Aufgabe.

Als ich zu ihr komme, um dies mit ihr zu besprechen, sehe ich Tränen in ihren Augen. Die Leere in sich könne sie nicht mehr aushalten. Alles therapeutische Reden und all ihre Versuche, sich anregende Erfahrungen zu verschaffen, könnten diese Leere nicht ausfüllen. Schon fast verschwörerisch zeigt sie mir kleine, bereits verschorfte Schnittverletzungen an ihren Unterschenkeln. Das tue sie, wenn sie glaube, es nicht mehr ertragen zu können. Ich bin entsetzt und schockiert. So ein Verhalten ist neu für mich. Wie verzweifelt und schrecklich muss sie sich fühlen, um so etwas zu tun. Mir fällt nichts ein, was ich sagen oder tun könnte, um ihre Verzweiflung zu lindern.

In den nächsten Tagen entbrennt ein regelrechter Machtkampf zwischen uns: Sie stimmt Vereinbarungen zu, nur um sich dann weiter nicht daran zu halten. Ich kündige die besprochenen Sanktionen an, an die sie sich ebenfalls nicht hält. Inzwischen fühle ich mich hilflos, und die beständige Sorge, dass sie sich erneut schneidet, belastet mich. Ihre Verhaltensweisen besprechen wir immer wieder in den Teamsitzungen. Dennoch kann ich keine konkreten Handlungsmöglichkeiten für mich ableiten, vermutlich weil ich zu unerfahren bin. Dafür hat sich meine Eifersucht auf ihren Therapeuten inzwischen in Ärger verwandelt. Er erkennt einfach nicht, wie sehr ich unter der Situation leide, wie hilflos und inkompetent ich mich fühle. Für ihn ist die Beziehung zu der Patientin einfacher zu handhaben, muss er doch nie für die Einhaltung von Regeln sorgen.

Erneut hält sich meine Bezugspatientin nicht an die Regeln, und die Situation eskaliert. Infolgedessen zeichnet sie eine Karikatur von mir, die sie außen an ihre Zimmertür klebt: Die Zeichnung zeigt mich als KZ-Aufseherin in Uniform. Am Ende dieser Dienstschicht gehe ich nach Hause und weine. Mich so dargestellt zu sehen, trifft mich sehr und verletzt mich. Ich fühle mich ungerecht behandelt. Bin ich doch Krankenschwester geworden, um Menschen zu begleiten und ihnen zu helfen und nicht, um sie zu kontrollieren und zu bestrafen. Diese Darstellung geht wirklich zu weit, und ich werde immer wütender. Mit dem Vorsatz, dies im Team klarzustellen und die Entlassung der Patientin zu verlangen, gehe ich zum nächsten Dienst.

Die folgende Teamsitzung wird turbulent. Ich bestehe darauf, dass solch eine persönliche Grenzverletzung nicht tolerierbar sei und dass die Patientin entlassen werden müsse. Der behandelnde Therapeut wirbt um Verständnis für die Patientin: Beziehungsabbrüche habe sie bereits zur Genüge erlebt, und eine Entlassung helfe ihr nicht. Ich beharre auf meinem Standpunkt.

Das ganze Team ist in zwei Lager gespalten, und wir streiten erbittert weiter. Als wir dabei angelangt sind, jeweils mit der Kündigung zu drohen, falls der eigene Standpunkt nicht durchgesetzt wird, kommt glücklicherweise ein kluger Oberarzt hinzu. Er deutet unseren heftigen Konflikt als äußeres Bild für das innere Erleben der Patientin und vermittelt hilfreiche Informationen über das Erkrankungsbild. So gelingt

es ihm schließlich, die heftigen Emotionen abzukühlen und uns einen für alle tragbaren Kompromiss finden zu lassen.
Zu einem Beziehungsabbruch ist es dennoch gekommen. Die Patientin hat während unserer Auseinandersetzung einen weiteren Suizidversuch unternommen und muss verlegt werden. Sie kommt nicht mehr auf die Station zurück. ×

Diese Erfahrung liegt beinahe 25 Jahre zurück. Dennoch ist die geschilderte Situation Susanne Schoppmann eindrücklich vor Augen geblieben. Ebenso geht es vielen anderen psychiatrisch Tätigen, wie eine kleine, sicherlich nicht repräsentative Umfrage bei Pflegekongressen und Borderline-Trialog-Veranstaltungen zeigt. Symptome wie Suizidankündigungen, Selbstverletzungen in allen Formen, Entwertungen, Wut und das von Betroffenen empfundene Leid infolge erschütternder Erlebnisse werden als so beeindruckend und vermutlich auch belastend erlebt, dass sie Helfenden lange gegenwärtig bleiben. Eine in Schweden durchgeführte Untersuchung ergibt ein ähnliches Bild: Pflegende fürchten sich vor den lebensbedrohlichen Handlungen der Patientinnen und Patienten, sind von Frustration überwältigt und fühlen sich von Mitarbeitenden und Management alleingelassen (Wilstrand u. a. 2007).

Kreativität, Unentschlossenheit, Regelmissachtungen, Selbstverletzungen und Suizidversuche – die im Beispiel geschilderten Phänomene lesen sich wie eine Auflistung von Symptomen. Sie zeigen, wie komplex sich die Borderline-Persönlichkeitsstörung darstellt. Und doch ist im Beispiel nur die eine Seite der Medaille, das beobachtbare Verhalten, beschrieben. Aber nur wenn auch die nicht beobachtbaren Gefühle und das Erleben der Betroffenen in den Blick genommen werden, ergibt sich ein umfassendes Bild der Störung, das für einen verstehenden Zugang unabdingbar ist. Es gilt, Fachwissen und subjektives Erleben miteinander zu kombinieren.

Die andere Seite der Medaille beschreibt Martina, eine Betroffene:

→ Beispiel **Eine Einweisung wie jede andere …**

Heute beginnt meine stationäre Psychotherapie. Auf der Therapiestation ist kein Platz mehr frei, also lande ich erst mal auf der »Offenen« der psychiatrischen Uniklinik. Meine Eltern bringen mich. Nett, aber ich will sie loswerden, um hier erst mal alles zu inspizieren! Sie stören dabei, blockieren meine Aufmerksamkeit.

Vom Pflegepersonal zeigt mir jemand die Station. Während die Schwester routiniert und gelangweilt den üblichen Tagesablauf herunterleiert, checke ich ab, wo es Lücken gibt. Frühsport höre ich. Pflichtteilnahme. Werde ich nicht mitmachen, denke ich. Keinesfalls! Ich höre, was meine Verpflichtungen sein sollen, und überlege gleichzeitig, wie ich sie umgehen kann, und lege mir erste Ausreden zurecht. Schmiede Pläne, wie ich das Programm für mich attraktiver gestalten kann.
Nun bin ich im Zimmer, in dem ich gemeinsam mit einer anderen Patientin die nächsten Wochen wohnen soll. Maximal zehn Quadratmeter, düster, die Einrichtung soll Freundlichkeit vermitteln – mit spärlichem Erfolg ...
Meine Sachen stelle ich erst mal nur ab; durch die Klinik zu stöbern, scheint mir interessanter, denn auf der Station ist im Moment nichts los.
Den nötigen Überblick habe ich mir verschafft. Ich bekomme die Vorahnung, dass ich mich hier schrecklich langweilen werde: Das Haus ist recht übersichtlich. Es gibt eine ziemlich verbarrikadierte Station für Kinder- und Jugendpsychiatrie, eine Psychosomatische Station, auf die ich dann mal hinsoll, und, was ich doch recht interessant finde: zwei Intensivstationen – eine für Männer, eine für Frauen. Die milchglasigen Türen sind zu, es ist die »Geschlossene«. Intensivstation klingt wichtig, hier sind vermutlich die schweren Fälle untergebracht. Zu gern wüsste ich, was hinter diesen Türen passiert.
Zurück auf meiner Station stelle ich fest, dass sich hier immer noch nichts tut. Alle Mitpatienten sind unterwegs zu irgendwelchen Therapien oder im Ausgang. Erst als zum Abendessen ausgerufen wird, tauchen Menschen hinter Türen auf, und eine Geräuschkulisse macht sich breit. Unfreundliche, verschlossene Gesichter. Ich komme mir klein und unsichtbar vor, fühle mich nicht wohl. Eine Gemeinschaft, für die ich nicht interessant zu sein scheine. Das kränkt mich. Ich beschließe, hier nicht zu bleiben.
Eine Magersüchtige zieht viel Aufmerksamkeit auf sich. Sie scheint einen sozialen Status zu besitzen, wie damals die Klassensprecher. Der Star dieser Manege. Keine leichte Konkurrenz. Hier würde ich nicht so schnell meinen Platz finden.
Nach dem Abendessen ist das offizielle Programm zu Ende. Ein Abgrund tut sich auf: Für mich hat der Tag noch mindestens sieben Stunden.

Keiner nimmt sonderlich Notiz von mir. Mir jetzt schon selbst genug zu sein, ist mir zu blöd und zu langweilig. Ich möchte wissen, was passiert, wenn ich ein bisschen »aufdrehe« und Stress produziere. Ich weiß, dass ich erst mal den Eindruck mache, als sei ich pflegeleicht. Jetzt rechnet überhaupt noch niemand damit, dass ich Schwierigkeiten machen könnte, und überhaupt soll sich hier mal niemand in Sicherheit wiegen und glauben, mich einschätzen zu können.

Also präsentiere ich dem einzigen Pfleger auf Station fünf Minuten später einen Arm voller tief klaffender Wunden. Er erschrickt – ich empfinde Erleichterung. Es funktioniert also, Bewegung kommt in die Sache. Mit einem Chirurgiebesuch und einem Gespräch mit dem diensthabenden Arzt ist der Abend gerettet!

Doch es kommt besser, als erwartet. Nach einem dreistündigen Zwischenspiel in der Chirurgie, natürlich in Begleitung: das Gespräch mit dem Oberarzt. Er habe mich schon nachmittags auf dem Gang herumschleichen gesehen und den Eindruck, es ginge mir wirklich schlecht. – Ach ja? – Er glaube, ich sei viel schwerer krank, als das alle bisher eingeschätzt haben, und prompt darf ich meine Sachen zusammenraffen, denn ich habe einen Platz auf der Intensivstation gewonnen! Ich grinse in mich hinein; auffallen darf das niemandem.

Es ist mir schon peinlich, als ich wie ein Schwerverbrecher auf die Station gebracht werde; begleitet vom Oberarzt und einem Pfleger, der aufpassen soll, dass ich nicht abhaue. Warum sollte ich? Mein Status ist durch diesen Auftritt schon mal halbwegs gesichert. Er verleiht mir eine gewisse Wichtigkeit, einen Vorsprung!

Auf der geschlossenen Station staune ich nicht schlecht darüber, was mir hier so geboten wird. Ich komme in ein »Beobachtungszimmer« – von den Patienten »Babyzimmer« genannt. Die Wand zum Gang und zwischen dem Zimmer und dem Glashaus ist keine Wand, sondern eine Glasscheibe. Das Glashaus wiederum ist eine Art Stationszimmer, das mitten auf dem Gang steht und rundherum aus Glas besteht. So hat das Pflegepersonal einen guten Überblick über alle Beobachtungszimmer im hinteren Teil der Station.

Ich soll im Zimmer warten, eine Schwester wird mir an die Seite zum Aufpassen gesetzt. Während ich beobachte, wie der Arzt im Stationszimmer mit ernster Miene die Situation erklärt und mir immer wieder besorgte Blicke zuwirft, wächst die Spannung zwischen mir und meiner Aufpasserin. Sie scheint Übles über mich gehört zu haben und

mit allem zu rechnen. Der dick verbundene Arm bestätigt sicherlich ihre wildesten Vermutungen.
Für heute hätte mir das an Action eigentlich genügt. Es ist ohnehin schon fast Mitternacht. Und auf die folgende Aktion hätte ich gern verzichtet. Dennoch, interessant allemal ...
Ein Pfleger und eine Schwester beginnen, meine Sachen auf gefährliche Gegenstände zu durchsuchen. Ich kenne das, aber nicht mit einer solch akribischen Gründlichkeit! Interessiert sehe ich zu, wie sie meine Schultasche auseinandernehmen. Da liegt so allerlei Zeugs drin herum, ich räume die seltenst auf. Eine Stricknadel wird hervorgezogen, die da seit drei Monaten liegen muss ... ich hatte sie noch gar nicht vermisst. Der Pfleger macht sich seinen eigenen Reim daraus, guckt mich sehr ernst und aufmerksam an und beschlagnahmt die Stricknadel. Aha, denke ich. Wie bitte kann man sich denn mit einer Stricknadel verletzen? Die folgenden Stunden bin ich damit beschäftigt, Rätsel dieser Art zu lösen. Mir werden Sachen weggenommen, die ich nicht im Traum für gefährlich gehalten hätte. Besonders unschön noch die Krönung der Filz-Aktion, bei der ich einer Schwester ins Bad folgen und mich komplett ausziehen muss. Wo bitte soll ich denn noch Rasierklingen versteckt haben? Allerdings: Die vermeintlichen Verstecke, die abgesucht werden, erscheinen mir als halbwegs nützliche Anregungen für künftige Lager. Nun wird mir das alles doch sehr unangenehm, und ich könnte vor Scham im Boden versinken. Eine Beklommenheit will sich in mir breitmachen, doch viel Gelegenheit bleibt nicht.
Ich werde misstrauisch beäugt und beäuge genauso zurück! Wenn das so weitergeht, wird das hier doch recht spannend.
Dieses blöde Theater lenkt mich ab, von meiner tiefen Verzweiflung, meinen Ängsten und meinem abgrundtiefen Hass mir selbst gegenüber. Hier fühle ich mich erst mal gut aufgehoben. Hier will ich bleiben.
Der bekümmerte Pfleger von vorhin kommt noch mal, um mit mir zu sprechen. Ich erzähle ihm, wie niederschmetternd das für mich sei, hier gelandet zu sein, und wie sehr ich hoffe, hier so schnell wie möglich wieder wegzukönnen. Innerlich mache ich mich hier aber schon mal breit und fühle mich bereits wie zu Hause. Ich bemerke die Diskrepanz zwischen dem, was ich sage, und dem, was ich empfinde. Hoffentlich bin ich die Einzige, die das bemerkt! Hoffentlich kommt mir so schnell keiner auf die Schliche. Die Angst vor den Demütigungen hier ist kleiner als die Angst vor dem Nichts im Alltag draußen. ×

Auch Martinas erster Tag liegt über zwanzig Jahre zurück. Er stammt aus einer Zeit, in der strukturierte Therapieprogramme in Deutschland noch nicht sehr verbreitet waren. In den 1990er-Jahren erfolgte die Behandlung von Borderline-Betroffenen meist auf Akutstationen. Zum Schutz der eigenen Person und des Umfeldes wurde ihnen jegliche Verantwortung abgenommen. Diese Vorgehensweise verstärkte jedoch häufig die Symptomatik.

Indessen sind die heutigen Therapie- und Trainingsprogramme speziell auf die Bedürfnisse der Borderline-Störung abgestimmt. Sie ermutigen die Betroffenen, sich selbst wieder Verantwortung zuzutrauen und den Alltagsherausforderungen zu stellen. Dennoch gibt es auch heute noch Patientinnen und Patienten, für die die angebotenen Therapien zum aktuellen Zeitpunkt nicht passen oder die verzweifelt auf einen ambulanten Therapieplatz warten und dabei immer tiefer in einen Kreislauf aus Notfallbehandlung und Krisenintervention geraten. Nicht wenige mussten die Erfahrung machen, von einer Einrichtung zur nächsten geschickt zu werden.

Anders als noch vor zwanzig Jahren sind Borderline-Betroffene heute auch häufig im stationären Langzeitbereich, im Betreuten Wohnen und in komplementären Einrichtungen wie Tagesstätten anzutreffen. Die Verweildauer ist in diesen Angeboten meist zeitlich nicht limitiert und kann eine Chance für Veränderung im persönlichen Tempo sein. Ebenso bietet sie aber auch einen Rahmen, in dem »das blöde Theater« anfangen kann, den Alltag zu dominieren, und die Gefahr der Hospitalisierung besteht. Besonders groß ist die Gefahr in Einrichtungen, die bisher vorrangig Menschen mit Psychosen betreut haben, da sich die Mitarbeitenden erst noch auf die Bedürfnisse einer weiteren Patientengruppe einstellen müssen. Dass dies gut funktionieren kann, belegen zahlreiche Beispiele aus der Praxis. Immer gilt es dann aber zu lernen, voneinander und miteinander.

Dies ist auch das grundsätzliche Anliegen dieses Buches: eine Verbindung zwischen Regel- oder Faktenwissen und einem verstehenden Zugang zum subjektiven Erleben der Betroffenen herzustellen. Entstanden ist diese Idee im Austausch zwischen den Begründerinnen des Borderline-Trialogs, Anja Link und Christiane Tilly, die ihr Erfahrungswissen beigesteuert haben, sowie der Pflegewissenschaftlerin Susanne Schoppmann und dem Diplom-Pädagogen Matthias Herrmann, die sich aus der professionellen Perspektive mit den Inhalten dieses Buches auseinandergesetzt und diese zur Diskussion gestellt haben. Wir sind uns nicht in einer konkreten Behandlungssituation als Patientinnen und professionell Helfende begegnet, sondern haben uns im Rahmen von Kongressen kennengelernt als Stellvertretende beider Gruppen. Daraus ergab sich eine »Metaebene«, die es uns erleichtert hat, die jeweiligen Befindlichkeiten im Umgang miteinander zu thematisieren. Unsere positiven wie negativen persönlichen Erfahrungen aus Interaktionen in Behandlungs- oder Betreuungskontexten beziehen sich auf jeweils andere Betroffene und auf psychiatrisch Tätige aus ganz unterschiedlichen beruflichen Kontexten. Auf diese Weise war es uns möglich, die Erfahrungen der jeweils anderen Seite ohne die in den konkreten Situationen dazugehörenden persönlichen Gefühle nachzuvollziehen und zu reflektieren.

Dabei ist uns aufgefallen, mit welcher Selbstverständlichkeit die psychiatrische Fachsprache auch von den Betroffenen genutzt wird, die sie allerdings im Verlauf ihrer psychiatrischen oder psychotherapeutischen Behandlung wie eine Fremdsprache erlernen mussten. Doch warum eigentlich?

Eine Betroffene beschreibt:

» Als ich 16 war, nach einem Suizidversuch zum ersten Mal für einige Wochen in der Psychiatrie, wurde ich mit der Diagnose ›Borderline‹ entlassen. Schon lange war ich damals auf der Suche nach einem Vokabular für das Chaos in mir – und fündig wurde ich endlich in der Fachliteratur. Dass mit mir damals überhaupt nicht über meine neue Diagnose gesprochen wurde, habe ich als eine Abwertung und Ausgrenzung empfunden. Insofern war vielleicht mein vieles Lesen über dieses Störungsbild auch ein Ausdruck für meinen Wunsch nach Gleichberechtigung und Augenhöhe. Vielleicht wollte ich auch deshalb so viel über diese Diagnose wissen, um Missverständnissen mit den Profis endlich entgegenwirken zu können. Später hatte ich durch dieses angeeignete Fachwissen immer den Vorteil, ›mitreden‹ zu können, Zuschreibungen der Fachleute einordnen zu können, und es bewirkte ein diffuses Gefühl der Zugehörigkeit. Wie sehr das Gelesene mit dem eigenen Erleben übereinstimmte, wurde mitunter unwichtig. «

Eine Fachsprache ist die Codierung, in der sich eine Berufsgruppe verständigt, in unserem Fall: psychiatrisch Tätige. Wir nutzen Diagnosebegriffe wie Borderline-Persönlichkeitsstörung oder Bezeichnungen für Therapieformen wie DBT (Dialektisch-Behaviorale Therapie), um komplexe Sachverhalte kurz und knapp ohne lange Erläuterungen zu kommunizieren. Wer diese Sprache beherrscht, zeigt damit, dass er über psychiatrisches Fachwissen verfügt und sich in einem komplizierten Theoriegebäude bewegen kann. Wie aber wird dann das Expertenwissen den von der Erkrankung betroffenen Menschen vermittelt? Ist es überhaupt von Bedeutung? Müssen die Betroffenen eine »Fremdsprache« erlernen, um sich mit den Professionellen zu verständigen? Wäre dies nicht genau umgekehrt zu erwarten? Und wären Betroffene damit einverstanden? Was sagt die Sprache über die Machtverhältnisse zwischen Behandelten und Behandelnden aus?

In einer Klinikzeitschrift wird die Sprache in der Psychiatrie dialogisch betrachtet:

» Neben der ›Therapiesprache‹ lernen die Neuankömmlinge aber auch eine ›Insidersprache‹, die nur die Patient/innen untereinander nutzen. Die Insidersprache ›gehört‹ allein den Patient/innen. Würde ein/e Mitarbeiter/in zu einer Patientin/einem Patienten sagen: ›Ich habe in der Übergabe gehört, dass Sie geritzt haben‹, so würde dies dazu führen, dass die Betroffenen sich nicht ernst genommen fühlen und den Eindruck bekommen, das Problem der Selbstverletzung wird ins Lächerliche gezogen. Der ›verniedlichende‹ Begriff ›Ritzen‹, für Selbstverletzung, führt in der Kommunikation unter Patient/innen dazu, dass die Kommunikation über das Verhalten besser ertragen werden kann. Von Mitarbeiter/innen genutzt bedeutet er für die Patient/innen, dass die Mitarbeiter/innen nicht sehen, wie schlecht es den Patient/innen eigentlich geht. Im Gespräch über Sprache und Borderline-Störung zwischen Patient/innen und Mitarbeiter/innen ist deutlich geworden, dass es im Zusammenhang mit der Diagnose eine Sprache gibt, die Wissen innerhalb eines bestimmten Rahmens teilt (›Therapiesprache‹), die zeitweise eine Abgrenzung schafft (Dolmetschen in Alltagssprache, auch gegenüber anderen Patientengruppen) und die Zugehörigkeit markiert (›Insidersprache‹). Unsere Patient/innen beherrschen im Prinzip drei Sprachen, in denen sie sich über ihre Probleme und deren Bewältigung verständigen können, was eine nicht zu unterschätzende Leistung ist. Im Miteinander-Reden der beiden beteiligten Gruppen wurde deutlich, dass ›Missverständnisse oft keine sind, sich aber so anfühlen‹, wie es eine Patientin treffend zusammenfasst. « (Baczynska u. a. 2010)

Diese Beispiele zeigen: Im gemeinsamen Nachdenken und im Austausch miteinander können wir unser Wissen und unsere Erfahrungen abgleichen und um die jeweils andere Perspektive ergänzen. So lernen wir voneinander, können Vermutungen über Motive des jeweiligen Handelns überprüfen und korrigieren und uns so aufeinander zubewegen.

Ganz zu Beginn dieses Buchprojekts haben wir uns gefragt, wie Betroffene es wohl finden werden, wenn Fachleuten in diesem Buch so viel »Insiderwissen« zugänglich wird. Was wird mit diesem Wissen passieren? Müssen die Betroffenen am Ende ganz neue Strategien zum Überleben und zur Anerkennung von Leid suchen, weil Fachleute vielleicht auf die Idee kommen könnten, dass sie »die Spiele, die sie *natürlich* schon alle kannten«, nun genau »durchschauen« können? Nach zehn Jahren Erfahrung mit dem Borderline-Trialog und weit mehr Jahren Austausch mit Kolleginnen und Kollegen auf beruflicher Ebene sind wir sicher: In diesem Buch werden keine Geheimnisse ausgeplaudert, die nicht längst Gegenstand dialogischen und trialogischen Austausches sind. Die Fachleute, die wir kennengelernt haben, haben die Informationen zum Erfahrungswissen nicht 1 : 1 auf die Menschen übertragen, mit denen sie arbeiten – es hätte auch nicht funktioniert –, sondern haben den Austausch mit Betroffenen und Angehörigen gesucht. Genau dazu möchten wir beitragen. Dieses Buch ist ein dialogbasiertes Buch, dessen Titel Programm ist und damit Mut zur Begegnung machen will.

Da jede Begegnung bei einem selbst beginnt, finden Sie am Ende fast aller Kapitel Fragen, die Ihnen helfen sollen, Ihre eigenen Haltungen und Vorstellungen zu benennen und zu reflektieren. Sie können sie als »Brücken im Erleben« zwischen Fach- und Erfahrungswissen und als Anregung für Gespräche mit Borderline-Betroffenen und Kolleginnen und Kollegen nutzen. Nehmen Sie sich Zeit, wenn Sie sich mit den Fragen auseinandersetzen. Borderline zu begegnen, bedeutet, sich einzulassen, aber auch, sich abzugrenzen. Überlegen Sie, wann für Sie ein günstiger Zeitpunkt ist, sich mit den Anregungen zur Reflexion auseinanderzusetzen.

Was man auf jeden Fall wissen sollte

Borderline bedeutet für die Betroffenen Stress rund um die Uhr, denn die Störung verläuft nicht in Phasen, die von beschwerdefreien Zeiten abzugrenzen sind. Die Betroffenen werden fortwährend mit schwierigen Gefühlen konfrontiert, müssen sich mit ihren eigenen Verhaltensmustern auseinandersetzen und miterleben, wie das soziale Umfeld darauf reagiert. Borderline ist anstrengend, sowohl für die Erkrankten selbst als auch für die Helfenden. Anstrengend deshalb, weil schon die »kleinen«, banalen Dinge des Alltags die Stabilität einstürzen lassen. Das ist vielleicht die Nachbarin, die irgendwie komisch guckt, oder der Kollege, der heute besonders gestresst und dadurch verunsichernd wirkt. Anstrengend auch, weil diese Einbrüche im Handumdrehen existenzielle Fragen aufwerfen: Die Nachbarin guckt so, weil ich ein schlechter Mensch bin. Der gestresste Kollege ist genervt, weil er mich als Kollegin lästig findet.

Als Lösungsmöglichkeit rückt infolge dieser niederschmetternden Interpretationen schnell der Suizid auf das Tagesprogramm. Scheinbar aus dem Nichts entsteht eine lebensbedrohliche Situation. So wie die Betroffenen ständig auf der Hut sein müssen vor dieser aus eigener Perspektive absolut richtigen inneren Logik, so müssen die Profis permanent gewappnet sein vor einer unerwartet auftretenden Krise. Auf den ersten Blick scheint es nur eine kleine Anhäufung von dysfunktionalen Interpretationen oder Reaktionen zu sein. Die Betroffenen kämpfen jedoch ständig mit den im Verborgenen liegenden Gefühlen und Annahmen über sich selbst.

Die Prognose für Menschen mit der Diagnose Borderline ist bei störungsspezifischer Behandlung gut. Die Störung gilt heute als gut erforscht. Eine Grundlage zum Verständnis ist das Wissen um Basisdaten, das wir in diesem Kapitel vermitteln.

Über den Begriff und die Erkrankung

Der Begriff Borderline heißt ins Deutsche übersetzt Grenzlinie, und auf der Grenze zwischen Psychose und Neurose wurde dieses Störungsbild ursprünglich angesiedelt (HERPERZ, SASS 2000). Heute wird die Erkrankung der Gruppe der Persönlichkeitsstörungen zugeordnet. Auch wenn der Begriff Borderline längst überholt ist und vielfach synonym von emotional instabiler Persönlichkeitsstörung gesprochen wird, spricht er vielen Betroffenen aus der Seele: sich als Grenzgänger zu fühlen zwischen »normal« und »verrückt«, zwischen Leben und Tod. In vielen Publikationen wie *Leben auf der Grenze* (KNUF 2011) oder Initiativen von Betroffenen und Angehörigen wie GRENZPOSTen e. V. oder Grenzgänger e. V. findet sich ein Verweis auf den Diagnosebegriff.

Persönlichkeitsstörungen sind Störungen in der Persönlichkeitsentwicklung. Sie entstehen, während sich die Persönlichkeit eines Menschen entwickelt, in der Regel im Laufe der Kindheit, der Jugend und im jungen Erwachsenenalter. Zurückzuführen sind sie auf einen Mangel an guten und einen Überfluss an negativen Lebenserfahrungen. Dadurch erklärt sich, weshalb es nicht möglich ist, als Erwachsener eine Borderline-Störung zu entwickeln. Das bedeutet nicht, dass ein Mensch im Alter von fünfzig Jahren nicht die Diagnose Borderline erhalten kann. Dieser Mensch wird aber bereits zuvor massive Probleme mit der Emotionsregulation und im zwischenmenschlichen Bereich gehabt haben. Er ist vermutlich nur nicht mit dem psychiatrischen System in Kontakt gekommen und hat daher so spät von der Diagnose erfahren. Vielleicht wurde auch eine Vielzahl von unterschiedlichen Diagnosen gestellt, aber keine Verbindung zwischen den einzelnen Diagnosen erkannt.

Bei der Entstehung einer Borderline-Persönlichkeitsstörung wird von einer gegenseitigen Beeinflussung von genetischen und entwicklungsbezogenen Faktoren ausgegangen, zu denen auch schwere traumatische Erfahrungen gehören können. Weit über die Hälfte der Betroffenen, 65 Prozent, wurden Opfer sexueller Gewalt. Körperliche Gewalt erlebten 60 Prozent und schwere Vernachlässigung 40 Prozent (BOHUS, SCHMAHL 2006). Mit hoher Wahrscheinlichkeit trugen diese Erfahrungen zur Entstehung der Borderline-Störung bei. Es gibt aber auch

Betroffene, die keine derartigen Erfahrungen ertragen mussten. Somit bleibt unklar, worin der Ursprung der Erkrankung tatsächlich liegt (Bohus, Reicherzer 2012).

Ein weiterer Risikofaktor ist das sogenannte »invalidierende« (= entwertende, wenig einfühlsame) Umfeld. Gemeint ist damit eine Wechselwirkung zwischen emotional äußerst sensiblen Kindern und deren Eltern, die Schwierigkeiten haben, die besonderen Bedürfnisse ihres Kindes zu erkennen und darauf angemessen zu reagieren. Diese Kinder haben im Laufe ihres Lebens große Probleme, Gefühle zu identifizieren, sie bestimmten Situationen zuzuordnen und auseinanderzuhalten.

Schließlich wird auch der Kontakt zur Peergroup als bedeutsam eingeschätzt. Menschen, die sich bereits als Kinder in der Außenseiterrolle gefühlt haben und denen es nicht gelungen ist, Anschluss an Gleichaltrige zu finden, besitzen ein höheres Erkrankungsrisiko. Im Erwachsenenalter zeigt sich die soziale Isolation darin, dass die Personen ihren Freundes- und Bekanntenkreis weitestgehend auf Kontakte zu professionellen Helfenden und anderen Betroffenen eingeschränkt haben, aus Angst vor sich immer wiederholender Zurückweisung (vgl. Bohus, Reicherzer 2012). Tragischerweise erleben sie diese Zurückweisung erneut in diesen Kontakten, weil professionell Helfende kein Ersatz für Familie und Freunde sind.

Die Borderline-Persönlichkeitsstörung ist eine weit verbreitete Erkrankung. Ihr Vorkommen wird bei 1,5 bis 2 Prozent der Allgemeinbevölkerung angenommen, in stationären psychiatrischen Einrichtungen liegt ihr Anteil bei 15 bis 20 Prozent. Das bedeutet, die Betroffenen suchen häufig psychiatrische Hilfe auf. In psychosozialen Kontexten wird davon ausgegangen, dass die Mehrzahl der Betroffenen, etwa 75 Prozent, Frauen im Alter zwischen 15 und 45 Jahren sind (Bohus, Schmahl 2006). Ob Frauen tatsächlich häufiger von der Erkrankung betroffen sind als Männer, wird kontrovers diskutiert. Feldstudien deuten darauf hin, dass es keinen Unterschied in der Geschlechterverteilung gibt. Die Gründe für die im psychosozialen Bereich beobachtbare ungleiche Verteilung können unterschiedlicher Natur sein. So wird angenommen, dass betroffene Frauen häufiger Hilfe aufsuchen als betroffene Männer. Auch wird vermutet, dass Männer eher zu Aggressionen gegenüber anderen Menschen neigen und deswegen vermehrt in forensischen Einrichtungen zu finden sind (Dudeck u. a. 2006). Wir kennen jedoch viele Männer mit der Diagnose Borderline, die nicht aggressiv auftreten. Auf der anderen Seite kennen wir auch Frauen, die Mühe haben, ihre aggressiven Anteile zu kontrollieren.

Wie wird die Diagnose gestellt?

Die beiden großen, aktuellen Diagnoseklassifikationssysteme, die ICD-10 (International Classification of Diseases; DILLING u.a. 2006) und das DSM-5 (Diagnostic and Statistical Manual of Mental Disorders), das von der amerikanischen Vereinigung der Psychiater (APA) herausgegeben wird, beschreiben Persönlichkeitsstörungen als anhaltende, eher starre Erlebens- und Verhaltensmuster, unter denen sowohl die Betroffenen selbst als auch ihre Umgebung zu leiden haben. Die Diagnoseverschlüsselung lautet beim DSM-5 301.83, in der ICD F60.31. Für das deutsche Abrechnungssystem ist die ICD-Verschlüsselung entscheidend. Beide Codierungen finden sich aber in Krankenakten wieder.

Im DSM-5 (FALKAI, WITTCHEN 2015, S. 883) findet sich folgende Definition:

» Eine *Persönlichkeitsstörung* stellt ein überdauerndes Muster von innerem Erleben und Verhalten dar, das merklich von den Erwartungen der soziokulturellen Umgebung abweicht, tiefgreifend und unflexibel ist, seinen Beginn in der Adoleszenz oder im frühen Erwachsenenalter hat, im Zeitverlauf stabil ist und zu Leiden oder Beeinträchtigungen führt. «

Beide Klassifikationssysteme unterscheiden mehrere Formen von Persönlichkeitsstörungen, z.B. die paranoide Persönlichkeitsstörung, die zwanghafte Persönlichkeitsstörung und die Borderline-Persönlichkeitsstörung. Beim Stellen der Diagnose wird in zwei Schritten vorgegangen: Zunächst wird das Vorhandensein der Merkmale einer Persönlichkeitsstörung überprüft. Im zweiten Schritt wird die spezifische Persönlichkeitsstörung anhand einer bestimmten Anzahl vorgegebener Kriterien diagnostiziert.

Für die Diagnose Borderline-Persönlichkeitsstörung müssen nach dem DSM-5 (FALKAI, WITTCHEN 2015, S. 908f.) mindestens fünf der folgenden neun Kriterien erfüllt sein:

- verzweifeltes Bemühen, tatsächliches oder vermutetes Verlassenwerden zu vermeiden;

- ein Muster instabiler, aber intensiver zwischenmenschlicher Beziehungen, das durch einen Wechsel zwischen den Extremen der Idealisierung und Entwertung gekennzeichnet ist;
- Identitätsstörung: ausgeprägte und andauernde Instabilität des Selbstbildes oder der Selbstwahrnehmung;
- Impulsivität in mindestens zwei potenziell selbstschädigenden Bereichen (Geldausgaben, Sexualität, Substanzmissbrauch, rücksichtsloses Fahren, »Fressanfälle«);
- wiederholte suizidale Handlungen, Selbstmordandeutungen oder -drohungen oder Selbstverletzungsverhalten;
- affektive Instabilität infolge einer ausgeprägten Reaktivität der Stimmung (z. B. hochgradige episodische Dysphorie, Reizbarkeit oder Angst, wobei diese Verstimmungen gewöhnlich einige Stunden und nur selten mehr als einige Tage andauern);
- chronische Gefühle von Leere;
- unangemessene, heftige Wut oder Schwierigkeiten, die Wut zu kontrollieren (z. B. häufige Wutausbrüche, andauernde Wut, wiederholte körperliche Auseinandersetzungen);
- vorübergehende, durch Belastungen ausgelöste paranoide Vorstellungen oder schwere dissoziative Symptome.

Auch wenn nicht die notwendigen fünf von neun Kriterien erfüllt sind, im strengen Sinn die Diagnose also nicht gestellt werden darf, sind die auftretenden Merkmale für die Betroffenen mit erheblichem Leid verbunden.

Ewald Rahn (2019, S. 74) fasst die in den Kriterien beschriebene Problematik von Menschen mit der Diagnose Borderline in folgenden Aussagen zusammen:

Menschen mit einer Borderline-Störung haben Schwierigkeiten,

- mit sich selbst zurechtzukommen.
- auf Situationen angemessen emotional zu reagieren.
- mit sich und anderen zu kommunizieren und ausgewogen zu urteilen.
- die subjektive Verfassung des anderen zu erkennen und darauf Rücksicht zu nehmen.

»Wenn es anstrengend wird, muss es ein Borderliner sein.« – Diese Aussage galt bei Fachleuten in den 1990er-Jahren zeitweise hinter vorgehaltener Hand als ein ausreichendes Kriterium zur Diagnostik. Diese Vorgehensweise ist hoffentlich Vergangenheit. Bei psychiatrischen

Profis gibt es jedoch neben dem Faktenwissen immer auch ein Bauchgefühl, mit welcher Problematik die Patientin oder der Klient einem gerade begegnet. Das hat viel mit Berufserfahrung zu tun und darf und sollte im Rahmen von Helferteams auch ausgesprochen werden. Eine Diagnostik ersetzt es aber in keinem Fall.

Im Mai 2013 wurde das DSM-IV von der neuen, englischsprachigen Ausgabe, dem DSM-5 (APA 2013), abgelöst, das seit 2015 auch in deutscher Übersetzung vorliegt (Falkai, Wittchen 2015). Darin ist nicht nur die Schreibweise von der römischen zur lateinischen Nummerierung verändert, sondern es gibt einen grundsätzlichen Wechsel von einer binären hin zu einer dimensionalen Kategorisierung. Für die Diagnose Borderline-Persönlichkeitsstörung müssen Beeinträchtigungen in den Bereichen der Persönlichkeitsfunktion und der zwischenmenschlichen Funktionen vorliegen. Erstere Kriterien beziehen sich auf die Kategorie Identität und die Verfolgung persönlicher Werte und Zielsetzungen. Letztere beziehen sich auf Empathiefähigkeit und Beziehungsgestaltung. Hinzu kommen Ergänzungen um persönliche Charaktereigenschaften wie emotionale Labilität, Ängstlichkeit, Depressivität und Impulsivität.

Unabhängig davon, wie das konkrete Prozedere des Diagnostizierens gestaltet wird, gilt es zu bedenken: Die Diagnosestellung ist eine ärztliche Aufgabe. Und: Nicht jeder Mensch, der ein auffälliges Verhalten zeigt, muss und sollte gleich mit einer Diagnose versehen werden. Gerade die Diagnose Borderline-Persönlichkeitsstörung ist immer auch ein Etikett, das bei vielen psychiatrisch Tätigen, wie eingangs beschrieben, eine bestimmte – häufig negative – Erwartung an das Verhalten der Betroffenen auslöst und sie die Neugier auf den Menschen, dem sie begegnen, vergessen lässt. »Sie können das DSM-6, -7, -8 und -9 herausbringen, meinen schlechten Ruf als Borderline-Patientin werde ich davon nicht los«, beschreibt eine Betroffene ihre Skepsis angesichts des neuen Diagnosemanuals.

Gleichwohl kann eine Diagnosestellung für die Betroffenen auch eine Erleichterung bedeuten: »Ich bin Borderline«, sagte einmal eine junge Klientin im ersten Kontakt zu Susanne Schoppmann und meinte damit, eine Erklärung für sich selbst und ihr Anderssein gefunden zu haben. Viele Betroffene berichten, wie verschlungen die Wege bis zur Diagnosestellung bei ihnen waren und wie sie sich selbst als wieder handlungsfähiger erlebt haben, nachdem »das Kind einen Namen«

hatte. Über das Internet und Bücher lesen sich Betroffene teilweise ein enormes Fachwissen an, bisweilen resignieren sie aber auch angesichts einer veralteten und falschen Information: Die Erkrankung sei nicht heilbar. Dies gilt es, durch Fachwissen geradezurücken. Es geht darum, gemeinsam Perspektiven herauszuarbeiten und Hoffnung zu entwickeln.

Wie macht sich die Störung bemerkbar?

Selbstverletzendes Verhalten wie sich schneiden, brennen oder kratzen lässt sich zumindest zeitweise bei 85 Prozent der betroffenen Personen beobachten. Etwa 60 Prozent berichten über Suizidversuche. 5 Prozent versterben durch Suizid (Bohus, Reicherzer 2012). Obwohl diese Zahlen dafür sprechen, dass die Borderline-Persönlichkeitsstörung eine sehr ernste und lebensgefährliche Erkrankung darstellt, wird ihr Verlauf inzwischen deutlich günstiger beurteilt als noch vor zwanzig Jahren (Zanarini u.a. 2003). Zwar scheinen die Ängste, verlassen zu werden und allein zu sein, weiter zu bestehen, aber das impulsive Verhalten, die Selbstverletzungen und die Suizidalität lassen mit den Jahren nach. Problematisch bleiben die soziale Integration in Beruf und Partnerschaft (Bohus 2010).

Menschen mit einer Borderline-Persönlichkeitsstörung leiden vermehrt auch an anderen psychischen und somatischen Erkrankungen. So zeigen Studien (Lieb u.a. 2004), dass Depressionen, Substanzmissbrauch, posttraumatische Belastungsstörung, soziale Phobien, Zwangsstörungen, Angststörungen und Essstörungen zu den Erkrankungen gehören, die als sogenannte Komorbidität bei Menschen mit Borderline vorkommen. Weibliche Betroffene neigen eher dazu, Essstörungen zu entwickeln, während Männer vermehrt unter Substanzmissbrauch und -abhängigkeit leiden. Auch eine Hyperaktivitätsstörung (ADHS) im Erwachsenenalter kann gleichzeitig mit einer Borderline-Persönlichkeitsstörung auftreten. Die Symptome beider Erkrankungen überschneiden sich teilweise, sodass die diagnostische Unterscheidung schwierig sein kann (Schmidt u.a. 2006). Sie ist aber dennoch von großer Bedeutung, da unterschiedliche Maßnahmen notwendig sind.

Der Defizitorientierung von Diagnosesystemen entsprechend kann schnell der Eindruck entstehen, Menschen mit Borderline hätten vor allem eine Menge aufzuholen. Sie haben jedoch auch Fähigkeiten, in denen sie anderen überlegen sind: Eine wissenschaftliche Studie legt dar, dass Borderline-Betroffene schneller bei der Detektion, dem Erkennen von Gesichtsausdrücken, sind als eine Vergleichsgruppe, die nicht von Borderline betroffen war. Eindeutig positive oder negative Emotionen werden von Betroffenen schneller erkannt. Die Studie zeigt auch – und das ist eine wichtige Information für Helfende –, dass neutrale Gesichtsausdrücke für die Betroffenen schwieriger einzuordnen sind und Betroffene diese eher negativen Emotionen zuordnen (vgl. Bohus, Reicherzer 2012). Authentizität in Mimik und Gestik erleichtert ihnen daher die Interaktion, wohingegen der Versuch einer neutralen Haltung, der Interpretationsspielraum bietet, zu Missverständnissen führen kann und Betroffene im ungünstigsten Fall dazu herausfordert, hinter die »Maske der Neutralität« zu schauen.

Eine Betroffene berichtet:

» In der Tagesklinik hatte ich mit einer Sozialarbeiterin zu tun, die unbeeindruckt war von dem, was ich sagte und tat. Sie tat so unglaublich ›cool‹. Ich habe mal vor ihr gestanden und geheult und rumgeschrien, und sie hat einfach dagesessen, als wenn sie die Wetternachrichten gehört hätte und das drohende Unwetter für alle ein Problem werden würde, für sie aber nicht. Sie hatte eine Maske, die ich nicht herunterreißen konnte. Ich habe selten einen gleichgültigeren Menschen kennengelernt. Sie hat mir wirklich Angst gemacht. «

So bedeutsam ein eindeutiger Ausdruck von Emotionen ist, um den Betroffenen eine Zuordnung zu ermöglichen, so groß sind die Schwierigkeiten, die sie bisweilen damit haben, den Inhalt ihrer eigenen Aussagen mit ihrer Mimik in Einklang zu bringen. So kann es passieren, dass ein Betroffener einem lächelnd von einer Selbstverletzung erzählt. In der DBT wird professionell Helfenden deswegen geraten, »stärker auf die verbalen als auf die nonverbalen Signale« (Bohus 2002, S. 22) zu achten.

Hilfen für Betroffene

Derzeit gibt es vier störungsspezifische Therapieansätze und ein Trainingsprogramm zur Behandlung der Borderline-Persönlichkeitsstörung. Viele Betroffene haben Erfahrungen mit der von Marsha M. LINEHAN (1993a) begründeten Dialektisch-Behavioralen Therapie (DBT). Die DBT ist zu den verhaltenstherapeutischen Therapieansätzen zu rechnen und enthält Elemente der Achtsamkeit, die dem Zenbuddhismus zugeordnet werden.

Im Rahmen der Mentalisierungsbasierten Therapie (MBT) lernen Patientinnen und Patienten, sich in andere Menschen einzufühlen. Das Konzept der MBT knüpft an ihren Schwierigkeiten an, die Bedürfnisse ihrer Mitmenschen richtig zu deuten. Betroffene reagieren entsprechend unangemessen, was zu Missverständnissen im zwischenmenschlichen Bereich führt. Die MBT wurde von Peter Fonagy und Mary Target in London entwickelt (ALLEN, FONAGY 2013).

Die Transference-Focused Psychotherapy (TFP), die übertragungsfokussierte Therapie, hat ihren Ursprung in der Psychoanalyse. Die TFP geht davon aus, dass sich Beziehungen aus der Kindheit in die therapeutische Beziehung übertragen lassen. TFP-Therapeuten und -Therapeutinnen arbeiten mit ihren Patientinnen und Patienten an diesen Übertragungen. Ins Leben gerufen hat die TFP Otto F. Kernberg, der Ende der 1960er-Jahre als Erster die Borderline-Persönlichkeitsstörung ausführlich beschrieb (CLARKIN u.a. 2008).

Die Schematherapie wurde von Jeffrey Young in Amerika entwickelt. Sie greift die Annahme auf, dass es bestimmte Schemata (Muster) gibt, die im Laufe des Lebens erlernt werden und das Verhalten steuern. Die Schematherapie basiert auf verschiedenen therapeutischen Ansätzen. Die Patientinnen und Patienten lernen im Rahmen der Therapie, ihre Schemata zu identifizieren und zu verändern (ARNTZ, VAN GENDEREN 2010).

Außer den hier genannten therapeutischen Angeboten gibt es das Trainingsprogramm STEPPS (Systematic Training for Emotional Predictability & Problem Solving, übersetzt: Emotionale Stabilität und Problemlösen systematisch trainieren). STEPPS wurde von Nancee S. BLUM und Kollegen (2009) in den USA entwickelt. Es ist kein neuer therapeutischer Ansatz, sondern versteht sich als ergänzendes Training im Kontext von psychosozialer Versorgung oder Psychotherapie. Es stellt ein Bindeglied zwischen Bewältigungsmöglichkeiten, Selbsthilfe und Koordination der Hilfeangebote dar. Besonderes Merkmal des Trainingsprogramms ist, dass ein Helferteam einbezogen wird, das aus Freunden und Familienangehörigen der Betroffenen besteht. Das STEPPS-Training basiert auf Elementen aus der Schematherapie und der Verhaltenstherapie. Es wurde von Fachleuten und Betroffenen gemeinsam entwickelt (Herrmann, Rahn 2013).

Für Menschen mit Lernbehinderung liegen derzeit adaptierte Versionen der DBT und des STEPPS-Trainings vor. In Berlin wurde das DBToP-gB-Manual (an der DBT orientiertes Programm) für die Gruppenarbeit mit lernbehinderten Menschen mit emotionaler Instabilität entwickelt (Elstner u. a. 2012). Zum Trainingsprogamm STEPPS gibt es eine handlungsorientierte Ausarbeitung des Original-Manuals auf CD-ROM (Blum u. a. 2014).

Neben den therapeutischen Programmen hat sich inzwischen eine breite Selbsthilfebewegung entwickelt. Zu den ersten Angeboten von Betroffenen für Betroffene im deutschsprachigen Raum zählt die Borderline-Plattform, ein Internetforum, das bis heute besteht (www.borderline-plattform.de). Mit der Zeitschrift GRENZPOSTen (www.grenzposten.de) ist ein weiteres Projekt für Betroffene und Angehörige entstanden. Beide Angebote pflegen den Austausch mit professionell Tätigen.

Als ein Angebot für alle drei Gruppen – Betroffene, Angehörige und Fachleute – ist der Borderline-Trialog (Link, Tilly 2006; Armbrust, Link 2015) konzipiert. Nach der ersten bundesweiten Veranstaltung 2004 im Bezirksklinikum Ansbach haben sich bundesweit und in angrenzenden deutschsprachigen Ländern Regionalgruppen gebildet, in denen sich Teilnehmende über Themen und Fragen rund um Borderline austauschen. Der Borderline-Trialog basiert auf der Idee der Psychoseseminare, die in den 1990er-Jahren von Dorothea Buck und Thomas Bock mit dem Ziel entwickelt wurden, die Erkrankung durch den Austausch über die jeweiligen subjektiven Perspektiven besser zu verstehen. Durch die Trialogbewegung sind zwei Beratungsstellen entstanden, deren Aufgabe es ist, Menschen mit Borderline und ihre Angehörigen zu informieren und zu unterstützen. Auch Fachleute können sich jederzeit an die Beratungsstellen in Nürnberg (www.borderlinetrialog.de) und Stuttgart (www.rrss.de/ambulantehilfen/borderline-informations-und-kontaktstelle-stuttgart-biks) wenden. Die Mitarbeitenden der Beratungsstellen unterstützen Interessierte ebenfalls bei der Gründung von Regionaltrialogen vor Ort.

Das Eisbergmodell

Ursprünglich für ein Peer-Projekt mit Borderline-Betroffenen konzipiert, erstellten Anja LINK und Christiane TILLY 2005 das Eisbergmodell, welches verdeutlicht, wie komplex das Zusammenspiel von Verhalten, Gedanken, Gefühlen und Wahrnehmung bei der Borderline-Störung ist. Das Modell ermöglicht Betroffenen, auf einer bildhaften Ebene über die Störung ins Gespräch zu kommen. Betroffenen gelingt es schnell, von eigenen Erfahrungen ergänzend zum Eisbergmodell zu berichten. Auch das an Patientinnen und Patienten beobachtete Verhalten kann anhand des Eisbergs nachvollziehbarer werden. Die DSM-5-Kriterien sind im Eisbergmodell (Abb. 1, S. 31) festgehalten und auf S. 32 in Stichworte übertragen (Abb. 2). Sie sind in *sichtbare*, das heißt von außen beobachtbare Verhaltensweisen, und *unsichtbare*, unter der Wasseroberfläche liegende Gefühle und Wahrnehmungen eingeteilt.
Eisberge haben die Eigenschaft, dass 90 Prozent ihrer gesamten Masse unter der Wasseroberfläche liegen und nur ein geringer Teil sichtbar ist. Wenn der Eisberg von unten in Bewegung kommt, so wird diese Bewegung oberhalb der Wasseroberfläche zu sehen sein, nicht aber, dass auch unterhalb der Wasseroberfläche alles ins Schwanken gerät und woher die Bewegung rührt. Vom Untergang der Titanic wissen wir, ein Zusammenstoß kann schon dann passieren, wenn man noch gar nicht mit einer Gefahr rechnet, weil diese noch weit entfernt zu liegen scheint.
Mit der Borderline-Persönlichkeitsstörung ist es ähnlich. Die Verhaltensweisen sind in der Spitze des Eisbergs, oberhalb der Wasseroberfläche, gut zu erkennen, während die damit verbundenen Gefühle, Gedanken und Wahrnehmungen in den meisten Fällen zunächst für Außenstehende unsichtbar, unter der Wasseroberfläche, bleiben. So hat die Patientin aus dem Erfahrungsbericht von Susanne Schoppmann in der Einführung dieses Buches von einem Gefühl der inneren Leere berichtet und Narben einer Selbstverletzung gezeigt. Die Selbst-

verletzung war sehr wahrscheinlich ein hilfloser Selbsthilfeversuch, das Gefühl der inneren Leere zu beenden. »Blut füllt Leere schnell«, beschreibt eine andere Betroffene einen möglichen Effekt selbstverletzenden Verhaltens (Knuf 2011, S. 45). Diese Zusammenhänge von »unsichtbaren« Gefühlen und »sichtbarem« Verhalten behalten auch in der Neuauflage des DSM ihre Gültigkeit.

Anregungen zur Reflexion

Über die Diagnose ins Gespräch kommen

In Ihrem beruflichen Alltag sind Sie mit Fragen von Betroffenen und Angehörigen zur Diagnose Borderline konfrontiert. Bei der Beantwortung der Fragen hilft Ihnen das Eisbergmodell. Die Diagnosekriterien sind nachfolgend einmal als DSM-Kriterien (Abb. 1) und einmal in Stichworten (Abb. 2) im Eisberg notiert. Die Stichworte sind die Übersetzung der Kriterien in die »Alltagssprache«. Sie können diese Bilder nutzen, um zu vermitteln, dass das Borderline-Verhalten und -Erleben aus einem sichtbaren und einem nicht sichtbaren Teil besteht.

Mögliche Fragen an Sie selbst:

- Welche Verhaltens- und Erlebensweisen erkennen Sie bei Ihrer Patientin, Ihrem Bewohner, dem zu Betreuenden?
- Sind Ihnen in der Vergangenheit mögliche Zusammenhänge aufgefallen (z.B. sichtbar: Selbstverletzung. Zunächst nicht sichtbar, aber im Laufe des Gesprächs sichtbar: Gefühle der inneren Anspannung)?

Mögliche Fragen an Ihre Klientin oder Ihren Klienten:

- Welche Verhaltens- und Erlebensweisen erkennen Sie bei sich?
- Welche Gefühle liegen diesen zugrunde?
- Haben Sie eine Idee, ob es einen Zusammenhang zwischen beidem gibt?

Achtung: Der Eisberg ist ***kein*** Instrument zur Diagnostik, sondern lediglich eine Möglichkeit, über Verhaltens- und Erlebensweisen ins Gespräch zu kommen!

Schwierige Situationen verstehen

Beobachten

Das Eisbergmodell bietet auch die Möglichkeit, eine bestimmte Situation noch einmal genauer zu betrachten. Vermutlich fällt Ihnen eine Reihe von schwierigen Situationen aus dem Alltag im Wohnheim oder auf der Station mit Borderline-Betroffenen ein. Häufig werden diese Situationen später nachbesprochen, wenn alle sich wieder beruhigt haben oder die Gefahr vorüber ist. Der Eisberg ist eine Möglichkeit, transparent zu machen, was man selbst in der Situation

Abbildung 1 DSM-Kriterien im Eisbergmodell

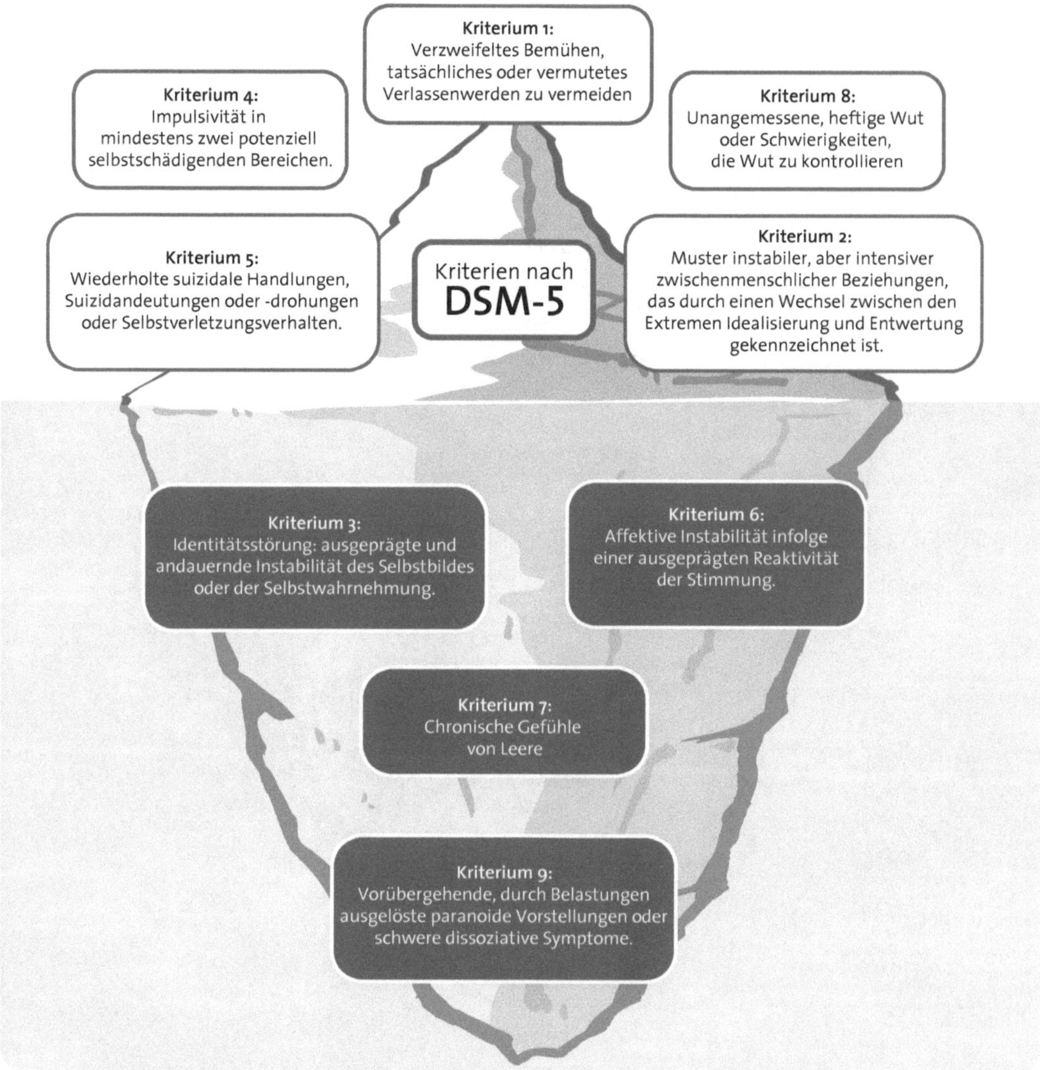

erlebt hat. Einen leeren Eisbergvordruck können Sie unter www.psychiatrie-verlag.de/buecher/detail/book-detail/borderline-begegnen.html herunterladen. So können Sie Ihrer Klientin oder Ihrem Bewohner einen Eisberg zum Selbstausfüllen aushändigen und dazu folgende Fragen stellen:

- Welches beobachtbare Verhalten habe ich in der Situation gezeigt? (In den oberen Teil des Eisbergs eintragen.)

Abbildung 2 Diagnosekriterien als Stichworte im Eisbergmodell

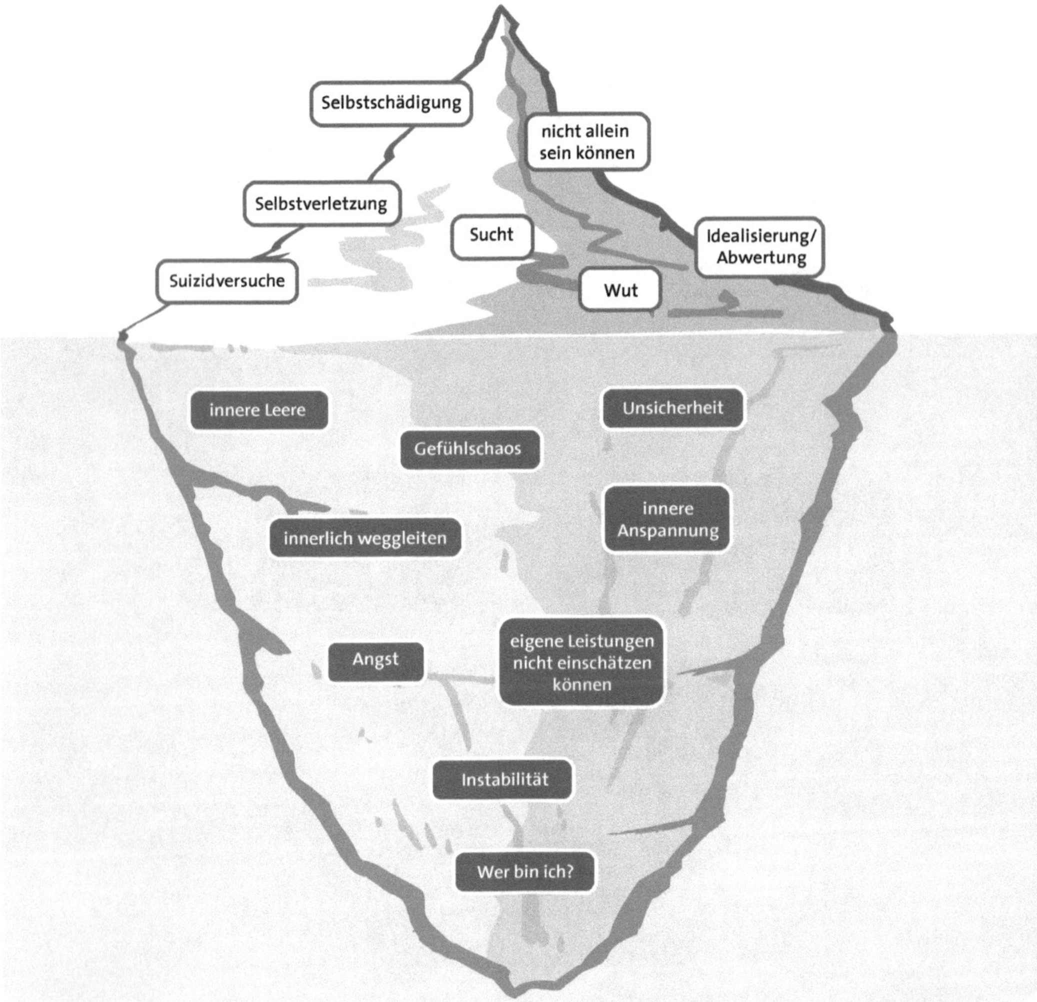

- Was war in der Situation unsichtbar, unter der Oberfläche verborgen? Welche Gedanken und Gefühle waren in der Situation da? (In den unteren Teil des Eisbergs eintragen.)

Wenn Sie denken, dass es für die Klärung der Situation hilfreich ist, können Sie für dieselbe Situation ebenfalls einen Eisberg ausfüllen und später die Betroffenen- und die Fachsicht nebeneinanderstellen.

Abbildung 3 Beobachtbares Verhalten und nicht sichtbares Erleben im Eisbergmodell

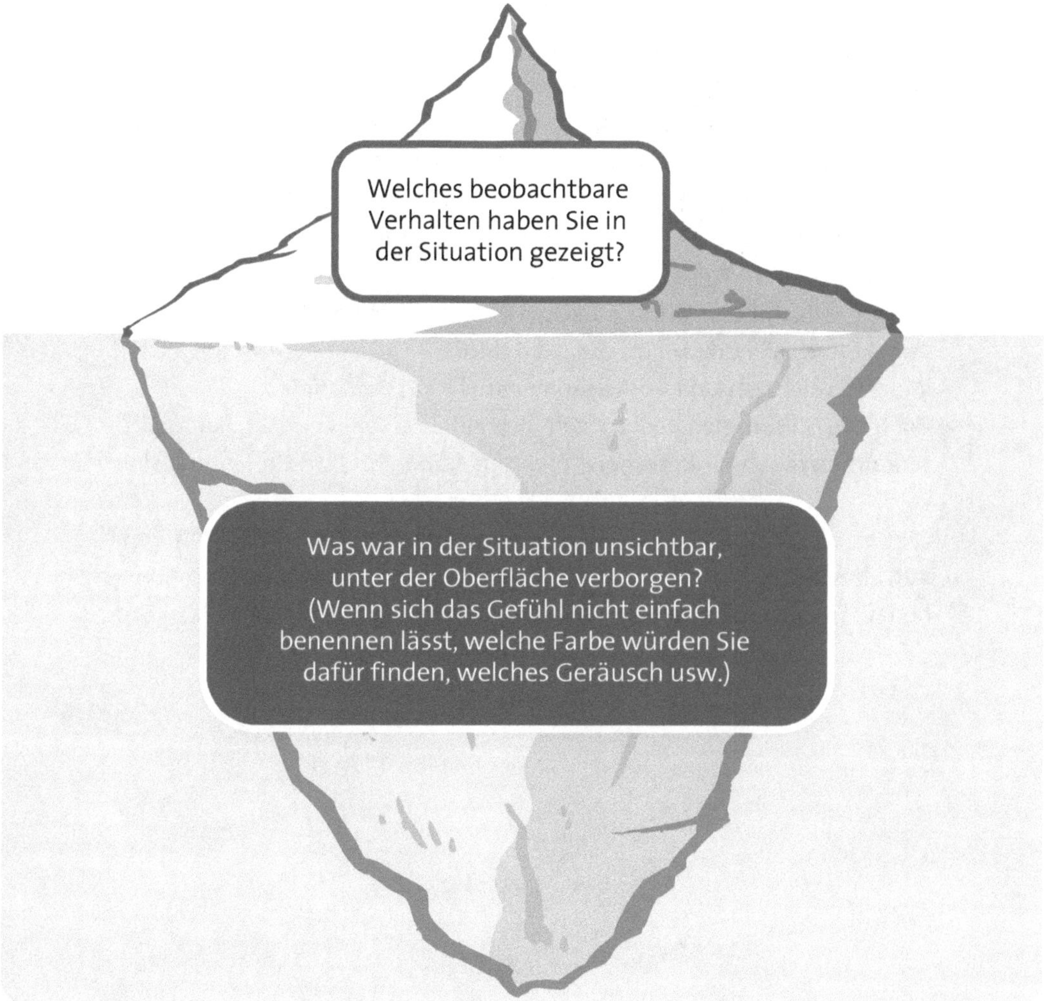

Kommunizieren

Im erklärenden oder klärenden Gespräch über ein Verhaltensmuster oder eine Situation liegt der Eisberg nun sozusagen als Diskussionsgrundlage auf dem Tisch. Beim Gespräch darüber geht es nicht darum, die Wahrheit über eine Situation herauszufinden – denn die Wahrheit ist immer subjektiv –, sondern die Sichtweise des anderen verstehen zu wollen.

Mögliche Fragen an Ihre Klientin oder Ihren Klienten:

- **Was war das vorherrschende Gefühl?**

- Wie war es, als das Ganze ein bisschen abgekühlt war?
- Wie können wir jetzt gemeinsam weitermachen?

Trialogischer Austausch und Informationsmaterial

Mögliche Fragen an Sie selbst:

- Welche Erfahrungen haben Sie mit trialogischem Austausch bisher gemacht? Haben Sie schon einmal einen Borderline-Trialog besucht?
- Wissen Sie von einem trialogischen Angebot in Ihrer Stadt?
- Wer fällt Ihnen ein, der (mit Ihnen oder in Ihrem Auftrag) eine Regionalgruppe Borderline-Trialog gründen könnte?
- Welche Selbsthilfeangebote gibt es in Ihrer Stadt, auf die Sie Betroffene und Angehörige aufmerksam machen könnten?
- Welche Webseiten kennen Sie für Menschen mit Borderline?
- Wäre eine Zusammenstellung von Internetadressen, Anlaufstellen und Literaturhinweisen für Betroffene und Angehörige für Ihre Einrichtung sinnvoll?
- Gibt es schon eine »Borderline-Bücherbox« in Ihrer Einrichtung? Wäre es gut, eine Bücherbox mit Erfahrungsberichten und Fachwissen zum Ausleihen für Fachleute, Betroffene und Angehörige einzurichten?

»An denen kommst du nicht vorbei«

So soll die Leiterin eines Betreuten Wohnens zu einer Berufsanfängerin gesagt haben und meinte damit vermutlich sowohl die Verbreitung der Borderline-Persönlichkeitsstörung als auch die Eindrücklichkeit der beschriebenen Symptomatik. Wer in Einrichtungen mit Angeboten für psychisch erkrankte Menschen arbeitet, wird früher oder später mit Borderline-Betroffenen in Kontakt kommen und eine Haltung zu dieser Patientengruppe entwickeln müssen.

In diesem Kapitel widmen wir uns der Frage, in welchen Hilfesystemen und institutionellen Kontexten Menschen mit Borderline zu finden sind. Dabei geht es nicht darum, das »natürliche Vorkommen« des Borderliners oder der Borderlinerin auf einer Karte der Hilfesysteme zu erfassen und rot als Verbreitungsgebiet zu markieren. Dies entspräche zum einen nicht der Grundhaltung dieses Buches, ferner würde es die Anzahl der bekannten und vermuteten Hilfesysteme von vornherein deutlich einschränken. Reduzierte man nämlich die Betroffenen auf das Merkmal Borderline und fasste man sie zu einem »homogenen Borderline-Cluster« zusammen, so käme man höchstwahrscheinlich darauf, sie ausschließlich in entsprechenden Spezialeinrichtungen beziehungsweise entsprechend spezialisierten psychiatrischen Stationen zu vermuten. In diesen (Spezial-)Kontexten finden sich jedoch nicht selten Menschen mit ähnlicher Symptomatik, die tendenziell folgende Merkmale gemein haben: Sie sind weiblichen Geschlechts, zwischen 18 und 35 Jahre alt und zeigen selbstverletzendes Verhalten in Form von Ritzen.

Vielleicht wurden Sie als Helfender bereits vor dieser Patientengruppe gewarnt und sind zu dem Schluss gekommen, ihr besser aus dem Weg zu gehen. Drehen wir die Frage deswegen einmal um und fragen ironisch: Wie könnte das Aus-dem-Weg-Gehen am besten gelingen? Folgt man der zuvor beschriebenen Vorstellung des »Borderline-Idealtypus«, so müsste eine sichere Methode sein, sich von Hilfeangeboten fernzuhalten, die sich primär an weibliche Klienten richten. Dies ist unseres Erachtens aber kein Erfolg versprechender Weg. Denn schaut man sich in solchen Hilfekontexten genauer um, so trifft man auch dort Menschen mit dieser Störung – nur nicht unter der Etikettierung Borderline.

Berücksichtigt man jedoch den Facettenreichtum der einzelnen Personen und beachtet auch, wie sich die Merkmale der Störung auf die einzelnen Facetten auswirken, gelangt man zu einem breiter gefächerten Kontext. Dies gilt auch für die Frage, ob es vornehmlich diesen eben beschriebenen »Idealtypus« einer Borderlinerin gibt.

Um sich unserer Ausgangsfrage anzunähern, ist es sinnvoll, die Lebensumstände der Betroffenen in das Blickfeld einzubeziehen: Welche Lebensbereiche und Lebenssituationen – abgesehen von der offensichtlichen Problematik der Störung – bewirken, dass Menschen mit Borderline Hilfen in Anspruch nehmen können oder müssen?

Auch wenn man Borderline-Betroffene, wie bereits vorweggenommen, nicht ausschließlich in speziellen Therapieangeboten antrifft, findet man sie natürlich auch dort. Diese Therapieformen werden zumeist im Rahmen von spezialisierten Stationen beziehungsweise Settings in psychiatrischen Kliniken angeboten. Mit geschärftem Blick fallen aber auch in weiteren Hilfeangeboten Menschen auf, die neben dem Hilfebedarf, den die entsprechende Zielgruppe hat, noch einen anderen Hilfebedarf oder eine weitere Facette des »Wie man so ist« aufweisen, nämlich die, die wir als Borderline-Verhaltens- und Erlebensmuster beschreiben können.

Menschen mit Borderline sind in beinahe allen Hilfezusammenhängen anzutreffen: in Mutter-Kind-Einrichtungen, in der Kinder- und Jugendpsychiatrie, im Rahmen von Streetwork, im ambulant Betreuten Wohnen, im Kontext ambulanter Pflege, im Rahmen von Sozialpädagogischer Familienhilfe, Suchthilfe, Bewährungshilfe, Sozialarbeit in der JVA, in der Forensik, in der Jugendhilfe, der Frauenberatung, der klassischen Behindertenhilfe und Altenpflege. Aus diesem Grund wechseln wir in diesem Buch ab zwischen den Begriffen Klient, Patient, Bewohner und zu Beratendem.

Menschen mit Borderline sind also in weitaus mehr Hilfesystemen anzutreffen, als man zunächst annimmt. Sind diese Menschen störungsbedingt in einer Art und Weise »lebensuntüchtig«, dass sie auch in allen anderen Bereichen ihres Lebens Hilfe benötigen? Dies wäre eine gewagte Vermutung. Wahrscheinlicher ist, dass nicht alle schwierigen Lebenssituationen unbedingt mit Borderline in Zusammenhang stehen, sondern auch diese Menschen in Problemlagen kommen, die nichts mit ihrer Störung zu tun haben, genau wie andere Menschen auch. Insofern trifft man sie in vielen Hilfesystemen an.

Menschen mit Borderline können Eltern mit Problemen sein, sie können kriminell werden, selbst Gewalt erlebt haben, mit deren Folgen sie nicht klarkommen, sie können somatisch krank sein oder sich z. B. gewaltbereiten Fangruppen anschließen. Entsprechend tauchen sie in den jeweiligen Hilfesystemen auf, die vor der Herausforderung stehen zu klären, ob die Betroffenen bei ihnen tatsächlich die passende Unterstützung erhalten. Dies geschieht üblicherweise aus der Perspektive des Hilfesystems. Zunächst wird das beschriebene Problem isoliert betrachtet, und die Betroffenen beschreiben unter Umständen auch nur die Schwierigkeiten, die für sie im Zusammenhang mit diesem Problem stehen. Schnell entstehen dann »Karrieren«, bei denen Betroffene wie »Wanderpokale« von Hilfeeinrichtung zu Hilfeeinrichtung weitergereicht werden, in denen ihnen jeweils ein Beziehungsangebot gemacht wird.

Eine Betroffene erzählt:

» Ich fand die Beraterin einer Suchtberatungsstelle total lieb. Die war richtig mütterlich, und ich wäre gern öfter zu ihr gekommen. Kurzfristig ist es mir gelungen, meine vermutete Abhängigkeit von Amphetaminen so hochzuspielen, dass ich weitere Termine bekommen konnte. Doch letztlich musste ich schmerzlich verstehen, dass sie für mich nicht zuständig war. **«**

Für Betroffene ist es oftmals eine Erleichterung, wenn sie nach langer Suche eine Institution gefunden haben, in der sich Menschen für zuständig erklären.

So beschreibt eine andere Betroffene:

» Als ich auf der geschlossenen Station angekommen bin, hat der Arzt dort zu mir gesagt: ›Hier ist jetzt die Endstation, wir können Sie nicht mehr weiterüberweisen.‹ Ich war erst mal sehr erleichtert, nicht fürchten zu müssen, gleich wieder weggeschickt zu werden, und konnte mich endlich darauf einlassen, Hilfe anzunehmen. **«**

Gerade in der langfristigen Begleitung liegt daher ein großes Potenzial von Einrichtungen des Betreuten Wohnens.

Menschen mit Borderline haben Schwierigkeiten einzuschätzen, wer sie selbst sind und sein wollen. In der Fachliteratur wird dies auf ein wechselhaft-fragmentiertes Identitätsmodell zurückgeführt. Betroffene wenden sich eher identitätsstiftenden sozialen Subgruppen zu, als dies bei nicht entsprechend gelagerten Identitätsmodellen der Fall ist. Gerade viele männliche Borderline-Betroffene führen somit ein untypisches »Borderline-Leben«, gemessen am oben genannten »Idealtypus« der jungen, weiblichen Selbstverletzerin: Sie sind fest verankert in häufig wechselnden sozialen Subgruppen wie beispielsweise Fußballfangruppen oder Musikgruppen.

Wir können festhalten, dass Menschen mit Borderline in allen Lebens- und somit auch Hilfezusammenhängen anzutreffen sind, ohne dass sich diese Zuordnung ohne Weiteres linear auf Borderline zurückführen ließe. Als Helfende kommen Sie folglich im sozialen Bereich nicht an Menschen mit Borderline vorbei. In den aufgeführten Zusammenhängen fallen Betroffene durch ihre besondere Art, ihr »Wie sie so sind« auf. Da erlebt man vielleicht eine Patientin, die es schafft, mit der Agentur für Arbeit eine kaum für möglich gehaltene Finanzierung einer Ausbildung auszuhandeln, und dort einen bleibenden Eindruck hinterlässt, kurze Zeit später aber bei der Sozialarbeiterin des Sozialpsychiatrischen Dienstes im Gefühl der inneren Leere zu versinken droht und über Suizid nachdenkt. Zusammenfassend bedeutet das: Menschen mit Borderline fallen durch atemberaubend schnell wechselnde Akzentuierungen von verschiedenen Persönlichkeitsmerkmalen und extreme Stimmungsschwankungen auf, die von ihnen selbst und ihren Helfenden nicht selten als bedrohlich empfunden werden.

Gerade diese Auffälligkeiten führen dazu, dass Menschen mit Borderline für andere – auch für Helfende – oftmals suspekt und nervig erscheinen und Ängste im Umgang und Vorurteile auslösen. Dass die Helfersysteme diese Voreingenommenheit und Unsicherheit gegenüber Menschen mit Borderline häufig selbst schüren, darf an dieser Stelle nicht verschwiegen werden. Stigmatisierung durch Fachleute ist für Menschen mit der Diagnose Borderline ein nicht unerhebliches Problem.

So berichtet der Leiter einer Wohneinrichtung für psychisch erkrankte Jugendliche:

» Besonders irritiert hat mich nach dem Wechsel aus der Jugendhilfe in die gemeindepsychiatrische ›Szene‹, dass die ›alteingesessenen‹ Helfer die Tendenz hatten, zwischen ›edlen‹ Störungen mit ›wirklichem‹ Krankheitswert und ›unedlen‹ Störungen mit wenig Krankheitswert zu unterscheiden. Die schwer Depressiven und die Psychotiker wurden meist zu den ›Edlen‹ gezählt und die ›Borderliner‹ zu den ›Unedlen‹, die bewusst inszenieren und ›ausagieren‹ und sich den vermeintlich bequemen Krankenstatus erschleichen. «

Im November 2013 erschien ein Artikel im Online-Portal der *Zeit*, in dem dargestellt wird, dass Fachleute Borderline-Betroffene einerseits als »unflexibel, lahmarschig, humorlos, selbstbezogen, begriffsstutzig, aggressiv, feige, kommunikationsfaul, kleingeistig, borniert, unfähig zum Verfolgen eigener Einsichten« charakterisieren. Andererseits beschreiben sie sie als »kreativ, pfiffig, witzig, selbstironisch, hilfsbereit, intelligent, streitbar, mutig, schlagfertig, großherzig, zugewandt, einsichtig« (SCHRAMM 2013). Dahinter scheinen sozusagen zwei Gruppen von Fachpersonen zu stehen: Die einen lehnen die Arbeit mit dieser Patientengruppe ab und gehen ihr bevorzugt aus dem Weg. Die anderen erkennen die positiven Seiten der Störung an, schätzen Borderline-Erkrankte und ihre Art und arbeiten gern mit ihnen.

Dass die Betroffenen die im Online-Artikel genannten Ausführungen über sie als kränkend und verwirrend empfinden und sich wenig ernst genommen fühlen, wenn sie als »Simulanten und Schmarotzer« in der psychiatrischen Versorgung dargestellt werden, dürfte unmittelbar einleuchten. Aus Gesprächen mit Betroffenen wissen wir: Sie spüren genau, welchen Ruf sie in der Einrichtung haben. Es macht einen Unterschied, ob sie als »Teamspalter, Energievampire und menschliche Superkleber« angesehen werden oder als Menschen, die es geschafft haben, trotz aller Widrigkeiten zu überleben, und nun Unterstützung bei der Suche nach ihrem individuellen Weg benötigen und dabei im zwischenmenschlichen Bereich bisweilen unabsichtlich Verwirrung stiften. Aus eigener Erfahrung wissen wir, dass die genannten Besonderheiten der Störung Unterstützende dazu »zwingen«, besonders viel Selbstreflexionsvermögen, Klarheit und nicht selten auch Selbstironie zu entwickeln. Und gerade das macht die Arbeit mit Menschen mit Borderline, trotz aller Schwierigkeiten, interessant – ganz gleich in welchem Hilfekontext.

Die Suche nach sich selbst, nach ihrer Identität und dem, was sie als Individuum ausmacht, bedeutet für die Betroffenen, sich mit ihrer inneren Zerrissenheit und der damit einhergehenden Verunsicherung auseinanderzusetzen. Diese kann sich, wie beschrieben, in der Sehnsucht nach Angeboten zeigen, die ein Gemeinschaftsgefühl bieten. Aber ebenso offenbart sie sich im Rückzug von sozialen Kontakten, im Versuch, die Kontrolle über das eigene Leben zu behalten. Von einem bewussten »Ausagieren« kann also nicht die Rede sein – auch das gilt über die Grenzen verschiedener Hilfesysteme hinaus.

Als Fazit lässt sich für Sie als Helfende zusammenfassen: Menschen mit Borderline im beruflichen Alltag im sozialen Bereich nicht zu begegnen, wird beinahe unmöglich sein, was jedoch kein Grund zur Besorgnis ist. Der Kontakt zu ihnen und die Arbeit mit ihnen ist oftmals sehr facettenreich und spannend, eben weil sich das Leben mit Borderline nicht auf eine Diagnose reduzieren lässt, die vom »Nichtkranksein« abgrenzt. Borderline »verzerrt vielmehr die Normalität zur Kenntlichkeit«, wie es der Kabarettist Dieter Hildebrandt einmal ausgedrückt hat. Ganz gewöhnliche menschliche Eigenschaften und Gefühle, die jeder von uns kennt, werden von den Betroffenen verstärkt gelebt und erlebt. Dies ist auch ein Schlüssel für den Zugang. Es geht weniger um Phänomene, die unter Umständen uneinfühlbar bleiben, sondern vielmehr um Emotionsregulation, die für jeden von uns im Alltag ein Thema ist und daher nicht fremd. Insofern kann das Arbeiten mit Borderline-Betroffenen auch dazu beitragen, generell mehr über Menschen und deren Verhaltensweisen zu erfahren – inklusive der eigenen – und auf diese Weise sich und die anderen besser zu verstehen.

Eine Haltung, die nicht nur für die Arbeit mit der Gruppe der Borderline-Erkrankten hilfreich ist, wird in dem Satz deutlich, den der Chefarzt einer psychiatrischen Klinik bisweilen seinen Mitarbeitenden für ihre Arbeit mit auf den Weg gibt: »Begegnen Sie den Patienten als Lernender und nicht als Wissender. Ihre Aufgabe ist es, Hoffnung zu machen. Den Rest lernen Sie in Fortbildungen.«

Anregungen zur Reflexion

Mögliche Fragen an Sie selbst:

- Mit welchen Begriffen würden Sie Menschen mit Borderline beschreiben? Welche Beschreibungen haben Sie vielleicht schon einmal von Kolleginnen und Kollegen gehört?
- Wie sind diese Patientinnen und Patienten? Welche Gefühle lösen sie in Ihnen aus?
- Ist Ihnen die Einteilung in »edle« und »unedle« Störungen in Ihrem Praxisfeld schon einmal begegnet? Welche Klientinnen und Klienten sind in Ihrer Einrichtung die »Beliebten«, welche die »Unbeliebten«? Wie erklären Sie sich das? Was mögen Sie persönlich an den unterschiedlichen Patientengruppen?

- In welchen Hilfekontexten haben Ihre Patientinnen und Patienten vor dem Kontakt mit Ihrer Einrichtung schon Unterstützung gesucht? Wie sieht die »Hilfesystem-Biografie« aus (z.B. Erziehungsberatung, Schulsozialarbeit, Jugendhilfe)? Wie ging es Ihren Betroffenen mit den jeweiligen Angeboten und den Wechseln? Wie geht es Ihren Betroffenen mit dem Hilfeangebot Ihrer Einrichtung? Fühlen sich Ihre Betroffenen dort sicher im Kontakt? Welche Unsicherheitsfaktoren gibt es (z.B. Zeitlimitierung der Maßnahme)? Welche Ideen haben Sie und die Betroffenen, damit umzugehen?
- Wann und in welchem Hilfekontext haben die Betroffenen, mit denen Sie arbeiten, ihre Diagnose bekommen? Wurde dazu eine Testdiagnostik eingesetzt? Wer hat die Diagnose mitgeteilt? Wie ging es den Betroffenen damit? Wie ging es den Angehörigen der Betroffenen damit?
- Was denken Sie, wenn an Ihrem Arbeitsplatz ein Neuzugang mit der Diagnose Borderline angekündigt wird? Was denkt Ihr Team?
- Wie fänden Sie es, wenn man Sie mit einem Label versehen würden, das mit einem Wort erklärt, wer Sie sind?
- Kennen Sie emotionale Achterbahnfahrten auch von sich selbst? Wann und wie?
- Erinnern Sie sich an Ihre Zeit als Heranwachsende oder Jugendliche? Wussten Sie immer genau, wer Sie sein wollten?

Interview mit Tim: »Das ist so'n Identitätsding«

Matthias Herrmann kennt Tim bereits einige Jahre. Kennengelernt haben sich die beiden in einem Jugendwohnheim, in dem er als pädagogischer Mitarbeiter arbeitete und Tim damals lebte. Tim musste zu dieser Zeit außerhalb des mütterlichen Haushalts in einem Heim untergebracht werden, da die häusliche Situation sehr angespannt war und er auf sich, vor allem durch Gewalttaten im Hooliganmilieu, aufmerksam machte. Mittlerweile ist Tim sowohl dem Wohnheim wie auch der gewaltbereiten Fußballszene entwachsen und lebt in einer eigenen Wohnung. Der Kontakt zu seinem ehemaligen Betreuer blieb lose bestehen. Freundlicherweise hat Tim sich bereit erklärt, dieses Gespräch mit Matthias Herrmann zu führen. Eine Prozedur, die ihm durch vorige Interviews vertraut ist.

Matthias Herrmann: Hallo, Tim. Wir haben uns ja eine Ewigkeit nicht gesehen. Ich glaube, wir haben uns noch einmal in deiner Wohnung gesehen, bei deinem Einzug. Und jetzt sitzen wir wieder mal zu einem Interview zusammen – vielen Dank erst einmal für deine Bereitschaft.

Tim: Kein Problem, du hast mir damals ja auch beim Umzug in die Wohnung geholfen. Wobei das mit der Ewigkeit ... na ja, vielleicht 'ne halbe, das kommt schon hin, ist aber auch erst so etwa zwei Jahre her – war 'n bisschen stressig die Zeit seitdem.

Matthias Herrmann: Was meinst du mit stressig?

Tim: Ja ... Ach, das Spielchen mit den offen-reflektierenden Fragen und den Erzählimpulsen hatte ich fast vergessen, aber gut, damit du auch was vorzuweisen hast, will ich gern entsprechend berichten ... Ja, das war schon eine spannende Zeit, die Zeit nach dem Wohnheim beziehungsweise Wohnheimen und die erste eigene Wohnung. Ich hatte da echt viel zu erledigen, auf das ich nicht vorbereitet war – ein Wohnheim erzieht ja doch eher zur Unselbstständigkeit. So, jetzt wirst du bestimmt fragen, wie ich das meine, oder?

Matthias Herrmann: Genau.

Tim: Man lernt in einem Wohnheim, und ich habe ja einige durch, wirklich viel, nur nicht, wie man allein zurechtkommt. Ich wusste damals bestens, wie man Informationslücken für sich nutzt und Erzieher und Mitbewohner manipuliert – allein zu sein und Dinge selbst zu regeln, konnte ich nicht. Da sind schon absurde Sachen gelaufen, und es ist eigentlich ein Witz, dass dafür die öffentliche Hand aufkommt, geballte Inkompetenz eben und himmelschreiende Ungeschicklichkeit mit Menschen.

Matthias Herrmann: Absurd und inkompetent, sagst du, was meinst du genau damit?

Tim: Ja, die sogenannten Pädagogen schreiben sich ja immer so was wie Empathie und so was auf die Fahnen. Da hab ich aber nix von mitbekommen. Ich war immer der Borderliner, der Spalter, der Ausagierer. Wenn ich das schon gehört habe: »Du spaltest wieder«, »Du spielst uns gezielt aus« – gruselig. Sicher hab ich, wie gesagt, auch fehlerhafte Strukturen ausgenutzt, aber das hat sich auch echt angeboten. Allerdings wurden diese gezielten Versuche meist gar nicht so wahrgenommen oder bemerkt, und die Bezeichnungen als Spalter oder so bezogen sich dann immer auf Situationen, wo ich das überhaupt nicht nachvollziehen konnte. Ich fand das total abwertend – na ja, zuerst, dann hab ich das irgendwie auch mit so 'ner Art von perversem Stolz getragen und hab mich betont diabolisch-manipulativ gegeben. Die Erzieher sind auf diese Hannibal-Lecter-Nummer voll abgegangen: »Der hat ganz feine Antennen«, »Der findet sofort deine Schwächen und macht dich nervlich fertig« oder »Er hat Fähigkeiten, Gefühle in dir zu deponieren« – klar, dass ich mich so ein bisschen jedimäßig gefühlt habe, so wie Darth Vader als Borderlinefreak oder so. Manchmal hab ich sogar in solchen Situationen, wo ich mal wieder der böse Manipulator war oder gewesen sein sollte, die Luft so komisch eingezogen, dass ich mich genauso wie Darth Vader anhörte, die waren aber zu blöd, die Anspielung zu verstehen – ich fand's ganz lustig. (Zieht die Luft ein, um Darth Vader zu imitieren.) Aber unterm Strich wurde kaum eine Gelegenheit zur Abwertung ausgelassen, und oft wurde ganz tief in die pädagogische Mottenkiste gegriffen, kennst das doch: »Wenn du nicht mitwirkst, wenn du wieder andere bedrohst und ausnutzt, wenn du dich wieder prügelst, dann ...« Erzieher zu sein, hat offensichtlich zumeist damit zu tun, sich bedingten Reflexen hinzugeben, das ist wie bei den pawlowschen Hündchen, ich hab irgendwas gemacht, was aus deren Sicht gezielte, böswillige Devianz war, also das war dann das Glöckchen, und dann kamen die mit ihrem Speichelfluss, also der Konsequenznummer: »Du bist böse gewesen, jetzt gibt's was auf den Popo.« Ich glaub, die fachlich-intellektuelle Leistung dahinter ist mit der gleichzusetzen, die für das Auslösen eines Kniesehnenreflexes nötig ist. Immer dasselbe, ohne nachzudenken. Ich hab mich immer gefragt, was die in ihren Besprechungen und nie endenden Übergaben besprochen haben. Wahrscheinlich haben die unter sich Konflikte gehabt, die selbstverständlich ich ausgelöst haben soll ... Ich kann schon Sachen! (Ahmt akustisch und gestikulierend ein Laserschwert nach.) Auch das mit meinen Prügeleien, wie sie das nannten, haben die nicht verstanden – ich hab mir doch keine schwachen Opfer gesucht, um die zu unterdrücken oder so, sondern ich hab mich mit Gleichgesinnten auf Augenhöhe im Stadion oder in 'ner Kneipe geschlagen, das hab ich immer als meine Privatsache empfunden. Was anderes wäre das gewesen, wenn ich mich in der Wohngruppe geschlagen hätte, aber so? Da ging's um ... auch um zusammengehören, um das Miteinander, das wollt ich mir nich' nehmen lassen.

Matthias Herrmann: Interessant. Kannst du das mit dem Zusammengehören näher erklären? Ich bin mir nicht sicher, ob ich weiß, was du meinst.

Tim: Klar, ich hab mich doch nich' irgendwie einfach so rumgehauen, sondern mit Gleichgesinnten, und du weißt ja, das sind nicht, wie die ganzen Pädagogen das gerne sehen und erklären wollen, irgendwelche Assis, sondern da waren Rechtsanwälte, Steuerberater und so was dabei. Uns war gemein, dass wir das einfach brauchten, diesen Anker, diese Gewissheit, gleichgesinnt zu sein ... gesinnt oder Sinn passt hierbei sogar richtig gut – ist mir bis jetzt noch gar nicht so aufgefallen. Sinn, ja, das ist das wohl, und gleich.

Matthias Herrmann: Sinn? Gleich?

Tim: Ja, jeder sucht doch so was wie Sinn, sonst weiß man doch gar nicht, wer man ist – wenn ich mit den Jungs im Stadion war, war ich mir immer sehr bewusst, wer ich war, oder hab das deutlich gespürt. Das is' so'n Identitätsding.

Matthias Herrmann: Das heißt, dass es Momente gab, in denen du nicht so genau wusstest, wer du bist?

Tim: Aus heutiger Sicht: Ganz klar ja ... und ich wache jeden Morgen mit diesem Gefühl auf und gehe damit wieder ins Bett – mal ist es schlimmer, mal besser.

Matthias Herrmann: Kannst du das näher beschreiben?
Tim: Mittlerweile glaub ich ja, ich musste mir das selbst ja irgendwie erklären. Die meisten Menschen, das war mir vorher nich' so klar, scheinen ja irgendwie, na ja, einen konstanten Kern so identitätsmäßig gesehen zu haben. Die wissen trotz kleinerer Veränderungen: So bin ich. Ich wusste das noch nie und hab das auch nich' gefühlt. Ich hab das auch schon mal jemandem erzählt und musste dann aber feststellen, dass der das gar nicht verstanden hat. Es war natürlich wieder ein Pädagoge, und der hat mit einer allwissenden Miene festgestellt: »Klar, kennt doch jeder, ich hab auch viele Masken, die ich tragen muss und oder will«, oder irgendwas in der Art hat er gesagt. Dabei hab ich genau das nicht gemeint. Eine Maske oder so was wie 'ne Persönlichkeitsmaske impliziert ja, dass sich darunter ein unverwechselbares Gesicht, eine Persönlichkeit, verbirgt.
Matthias Herrmann: Wie würdest du das bei dir beschreiben?
Tim: Ja, das hat mit 'ner Maske wirklich nix zu tun, sondern ich hab mittlerweile eher das Bild eines Kaleidoskops im Kopf.
Matthias Herrmann: Das musst du mir erklären.
Tim: Ich bin so etwas wie ein Persönlichkeitskaleidoskop – ich kann aus den einzelnen Identitätsfragmenten sicherlich leicht schillernde Persönlichkeiten erzeugen, da mach ich mir ja auch gern ein Spiel draus, aber es gibt da auch einfach etwas, was ich nicht steuern kann ... und das ist eben die Tatsache, dass ich diese Muster immer wieder neu erzeugen muss und sich nichts so richtig echt anfühlt. Das mag vielleicht wie ein nettes Spielchen aussehen, ist es aber nicht.
Matthias Herrmann: Wie meinst du das?
Tim: Ist doch ganz einfach, nimmt man die trügerischen Spiegel bei einem Kaleidoskop weg, bleibt nur ein Splitterhaufen übrig. Und so is' das auch bei mir: Da sind nur einzelne Persönlichkeitsfragmente, die auf der verzweifelten Suche nach einem Kernfragment sind – das es wohl nicht gibt. Das kann sich ganz leer anfühlen. Und dann ist es schon bitter, mit irgendwelchen Assis verglichen zu werden. Auch, wenn sich das 'n bisschen zickig anhören mag, also da fühl ich mich schon 'n bisschen verkannt. Insofern haben meine Gewaltexzesse nichts mit irgendeiner Assidevianz zu tun, mit der ich gezielt bösartig sein möchte, sondern sie sind vielmehr eine Notwendigkeit.
Matthias Herrmann: Ist dann die Ausübung von Gewalt in einer Gruppe »Gleichgesinnter« so etwas wie eine Konstante?

Tim: Ganz genau. Ich wollte über die Jahre gesehen schon alles sein und bin es irgendwie auch gewesen, aber eben nie richtig und nur kurz ... ist schwer zu beschreiben. Na ja, jedenfalls ist dieses Gemeinschaftsgefühl mit den Jungs das Einzige, was immer geblieben ist – an so einen Anker klammert man sich dann natürlich. Eigentlich ganz klar, hab aber selbst länger gebraucht, um drauf zu kommen. Na ja, und helfen tut das auch nicht wirklich ... Na ja, obwohl 'n bisschen hilft's schon, da ich so zumindest weiß, was ich nicht bin, und das hilft in dem Fall schon, das Ganze beziehungsweise mich selbst besser zu ertragen.
Matthias Herrmann: Was du nicht bist?
Tim: Ja, ganz richtig. Ich bin kein tumber, böswilliger Assi. Und deswegen ist es auch so scheiße, wenn man immer und immer wieder solche Rückmeldungen bekommt, und das auch noch von Menschen, die – aus welchem Grund auch immer – meinen, besonders gut mit Menschen umgehen zu können. Das ist echt bitter und peinlich!
Matthias Herrmann: Von Pädagogen und Helfern scheinst du doch sehr enttäuscht zu sein. Was empfindest du genau als peinlich?
Tim: Es geht um dieses engstirnige Weltbild: »Ich weiß, warum du so bist, wie du bist, und was dir hilft, ich weiß sogar, was du fühlst.« Eine Frechheit. Obwohl ich glaub, es geht eher um Beschränktheit in der Bewertung von Menschen.
Matthias Herrmann: Wie sieht diese Beschränktheit deiner Meinung nach aus?
Tim: Ganz einfach: Der einzige Bewertungsmaßstab dieser Menschen ist das eigene kleine Leben … und das ist für jemand, der sich »professionell« nennt, schlicht und einfach zu wenig – find ich. Na ja, is' ja vielleicht auch nicht ganz so einfach mit so kaputten Menschen wie mir. Aber aufmerksam zuhören und beobachten, statt immer alles sofort zu wissen, kann ja manchmal schon ausreichen. Gerade wenn bereits eine gewisse Diagnosetendenz, wie bei mir, bekannt ist, könnte man ja drauf kommen, dass man vielleicht aus anderen Perspektiven schauen muss.
Matthias Herrmann: Wo du gerade Diagnosetendenz erwähnst, was kannst du mit deiner Diagnose anfangen?
Tim: Ach, das ist schon sehr zwiegespalten – oder ambivalent, wie das in betroffenem Neudeutsch heißen würde –, irgendwie Gefahr und Beruhigung.
Matthias Herrmann: Was meinst du damit?

Tim: Mit dem Neudeutsch?

Matthias Herrmann: Nein, mit der Zwiegespaltenheit.

Tim: Nun ja, beruhigend und irgendwie aufwertend ist, dass ich weiß, dass ich eben, wie gesagt, nicht irgend so ein böswilliger, blöder Assi bin, das tut schon gut. Allerdings besteht auch die Gefahr, dass man sich dann als *der* Borderliner sieht, is' mir 'ne ganze Zeit so gegangen, hat mich nach 'ner gewissen Zeit echt runtergezogen. Man richtet sich dann so richtig schön ein in so einer Diagnose und reduziert sich dann völlig darauf – nee, dann doch lieber Hooligan, oder besser: ansonsten friedliebender Hooligan mit Diagnose. Hört sich doch ganz gut an, jedenfalls so gut, dass ich es noch etwas mit mir aushalten mag.

Matthias Herrmann: Tim, ich danke dir herzlich für das offene Gespräch.

Das Persönlichkeitskaleidoskop

Vielen Betroffenen verhilft die Diagnose Borderline zunächst zu einer gewissen Erleichterung. Auch Tim beschreibt eindrücklich, welche entlastende, aber auch welche belastende Bedeutung die Diagnose für ihn hatte. Die Identitätsbildung scheint sich in zwei Stufen zu vollziehen: von einer »Diagnoseidentität« hin zu einer Identität, bei der die Diagnose nur noch ein Teilaspekt der eigenen Identität ist. Für die meisten Betroffenen ist diese Entwicklung ein anstrengender Prozess. Die Erarbeitung eines stabilen Selbstbilds erfordert ein hohes Maß an Eigenverantwortung, das es gilt, aufzubauen.

Auch wenn psychiatrische Diagnostik in aller Regel nicht mit dem Ziel erfolgt, »Hilfsidentitäten« zu schaffen, scheint genau das eine Erfahrung zu sein, die Menschen mit Borderline häufig machen:

» Noch bis vor wenigen Jahren hätte ich mir um nichts auf der Welt meine Diagnose nehmen lassen, zu sehr empfand ich sie als Teil meiner Identität. Heute ›brauche‹ ich Borderline nicht mehr. [...] Für mich ist die Borderline-Diagnose in der letzten Zeit immer unwichtiger geworden. Ich habe sie nicht irgendwann bewusst abgelegt, sondern sie verblasst mehr und mehr und wird ein Stück Vergangenheit. [...] Noch bin ich manchmal verunsichert in dieser Loslösung von meiner alten Identität – meiner Borderline-Identität –, aber ich fange an, meiner neuen Identität – erst einmal ›Ich‹ zu sein – mehr und mehr zu trauen. [...] Ich glaube, meine Borderline-Identität ist auch entstanden, weil Therapeuten mir immer wieder erklärt haben, dass mein Verhalten krank, eben ›Borderline‹ sei. « (Knuf, Tilly 2005, S. 144)

Welche Auswirkungen die Diagnose auf die Identität haben kann, lässt sich in vielen Internetforen und Einrichtungen der psychosozialen Versorgung beobachten. Als »Bordis« bezeichnen sich Betroffene bisweilen untereinander. Die Gründe, warum sich Menschen mit Borderline in einem so hohen Maße mit ihrem Krankheitsbild identifizieren, legen wir in diesem Kapitel dar.

Aber nicht nur Betroffene selbst wählen die Erkrankung als Identifikationsmerkmal. Auch Fachleute verwenden für diese Patientengruppe separate Bezeichnungen. Als »unsere Borderlines« werden sie gelegentlich – ganz freundlich und wertschätzend gemeint – von Fachleuten bezeichnet. Borderline-Betroffene haben folglich nicht nur eine Borderline-Erkrankung, sondern sie *sind* Borderline. Die Diagnose scheint Teil ihrer Identität zu sein. Wenn Betroffene »Ich bin Borderline« statt »Ich habe Borderline« sagen, kann man es ihnen nicht vorwerfen: Es ist ein von Fachleuten und Betroffenen gemeinsam konstruiertes »So-Sein«.

Besonders spannend wird es, wenn Fachleute anfangen, Borderline-Betroffene nach bestimmten Therapieformen zu benennen. So hörten wir neulich mit einigem Erstaunen von den »DBTisten«, mit denen Patientinnen und Patienten auf einer Psychotherapiestation gemeint waren, die nach der DBT behandelt wurden. Findet sich so etwas auch in anderen medizinischen Fachbereichen? Gibt es z. B. neben dem »Blinddarm von Zimmer 8« Bezeichnungen wie »Dialysisten« oder »Chemotherapisten«? Wäre das lustig oder makaber? Die Behandlung von Menschen mit Borderline hat viel mit Humor zu tun, und wir wollen hier nicht als Moralapostel auftreten. Zu bedenken geben wir aber, dass sich so manche Beschreibung auf das Selbstbild der Betroffenen auswirkt. Daher ist es wichtig, Sprache und das Sprechen über und mit Betroffenen auch in diesem Kontext im Blick zu behalten.

Die Identifikation mit der Diagnose bleibt nicht folgenlos und ist häufig problematisch. So beschreibt eine Betroffene: »Wenn ich schon nicht die beste Klavierspielerin sein konnte, so wollte ich doch wenigstens die schwierigste Patientin sein!« Viele Fachleute aus Einrichtungen der psychosozialen Versorgung kennen solch erbitterte Kämpfe um den Status der »Queen of Borderline« (Kröger, Unckel 2006, S. 100). Die »schwierigste Patientin« zu sein, die sich nichts vormachen lässt, bei der die »Null-acht-fuffzehn-Therapieangebote« nicht ausreichen, die als eine Art Klassensprecherin anerkannt ist – wie die magersüchtige Mitpatientin im Eingangsbeispiel (siehe S. 11) –, schafft vorübergehend ein Gefühl der Sicherheit. Dieser Wettstreit hat viel mit Rückversicherung über die eigene Identität zu tun, die im ungünstigsten Fall nur über die Erkrankung erlebbar ist. Er hängt aber auch mit dem Wunsch zusammen, in seiner Einzigartigkeit wahrgenommen zu werden und Anerkennung für sein Leid zu erhalten.

Gerade diese Betroffenen müssen besonders hart an sich arbeiten, um sich außerhalb des psychosozialen Systems eine Identität zu schaffen, denn die Spielregeln »draußen« sind in aller Regel völlig anders.

Häufig passiert dann Folgendes:

» In der Klinik war die Diagnose immer ein Schreckgespenst und mich umgab ein ›Hauch von Dramatik‹. Durch die Diagnose hatten die Therapeuten auf irgendeine Art Respekt vor mir oder waren völlig fasziniert. Als ich dann entlassen war, habe ich Menschen getroffen, denen die Diagnose überhaupt nichts sagte. Die entsetzten oder interessierten Reaktionen blieben einfach aus. Das war sehr schwierig für mich, denn ich hatte mich jahrelang nur über meine Erkrankung definiert. Plötzlich war meine ganze Identität futsch, ohne Borderline wusste ich gar nicht mehr so richtig, wer ich war. Ich musste mir wirklich eine neue Identität erst aufbauen. « (Knuf, Tilly 2005, S. 144)

Schwierigkeiten bei der Suche nach der eigenen Identität haben viele Betroffene, ähnlich wie Tim. So schreibt eine Betroffene im Buch *Leben auf der Grenze* (Knuf 2011, S. 33 ff.):

» Schon in meiner Jugend wusste ich nicht, was meine Wünsche bezüglich meiner beruflichen Laufbahn oder persönlicher Vorlieben waren. [...] Mein Selbstbild ist starken Schwankungen unterworfen, mal finde ich mich ganz in Ordnung und dann wieder bin ich nichts wert. Es ist so, als ob ich in zwei Teile gespalten wäre und der jeweils vorherrschende Teil nichts mehr von dem anderen Teil weiß. [...] Langfristige Ziele habe ich nicht, vor allem bin ich nicht in der Lage, etwas langfristig durchzuhalten, weil sich meine Ansichten ständig ändern. Dies trifft sowohl für den beruflichen Bereich zu als auch für Freizeitaktivitäten, für alles, was mir Spaß machen könnte, für die Wahl meines Wohnortes (bin in meinem Leben schon sehr oft umgezogen) und für Kontakte zu anderen Menschen. Ich flattere wie ein Schmetterling von einem zum anderen. Erst bin ich Feuer und Flamme für alles, aber das schlägt nach sehr kurzer Zeit ins Gegenteil um, und ich suche mir wieder etwas Neues, wobei ich fest davon überzeugt bin, dass dies jetzt das Richtige ist, bis es schon bald darauf nicht mehr interessant erscheint. [...] Es ist so, dass ich in meinem Inneren auf keine stabile Struktur zurückgreifen kann, die mir helfen könnte, mein Gleichgewicht aufrechtzuerhalten. «

Die Identitätsstörung ist einer der Aspekte der Borderline-Erkrankung, die nicht sichtbar unter der Wasseroberfläche liegen. Häufige Wohnortwechsel, abgebrochene Ausbildungen, ständig wechselnde Hobbys und soziale Kontakte sind auch hier nur die Spitze des Eisbergs. Daher gilt auch in diesem Kapitel, das »Nichtsichtbare« sichtbar und zugäng-

lich zu machen, um aufzuzeigen, wie Betroffene bei der Suche nach ihrer eigenen Identität unterstützt werden können.
Wie der Zugang zum »Nichtsichtbaren« gefunden wird, hat mit der jeweiligen beruflichen Sozialisation zu tun: Jede Profession, sei es die Pädagogik oder Pflege, Psychologie, Ergotherapie, Medizin oder Sozialarbeit, nutzt je eigene »Theoriegebäude« und bedient sich angrenzender Disziplinen.
Im Folgenden beschreibt Matthias Herrmann den Zugang, den er als Pädagoge zum Phänomen Borderline und Identitätsbildung gefunden hat. Im Rahmen einer wissenschaftlichen Untersuchung (HERRMANN 2008) beschäftigte er sich eingehend mit gewaltbereiten Jugendlichen und arbeitete lange mit dieser Zielgruppe. Dabei kam er mit Menschen in Kontakt, die Anzeichen einer Borderline-Erkrankung zeigten – anfangs natürlich, ohne dass er wusste, was Borderline ist und was die Störung für diese Menschen und ihr soziales Umfeld bedeutet.
Er erinnert sich:

» Erstmals hörte ich von dieser Diagnose als Begriff im Rahmen eines Hilfeplangesprächs, allerdings sprach der Vater des Klienten immer von ›Boddeline‹, und ich war den Rest des Gesprächs damit beschäftigt, meinen Appetit auf Schlemmerfilet à la Bordelaise zu unterdrücken, da mich die oben genannte Aussprache von Borderline durch den Vater an eine Fernsehwerbung zum oben genannten Gericht erinnerte. Peinlich berührt aufgrund meiner Unkenntnis, die ich meinte, geschickt überspielt zu haben, fragte ich nach dem Gespräch eine Kollegin, was der Vater des jungen Mannes denn mit ›Boddeline‹ meinte. Glücklicherweise war die Kollegin nicht so unwissend wie ich und brachte zumindest ganz grob und für den Anfang Licht ins Dunkel. Insofern erschloss ich mir alles Weitere zu Borderline über meine damalige Zielgruppe bzw. meinen damaligen Forschungsgegenstand – gewalttätige junge Männer bzw. Jugendliche. «

Uns geht es nicht darum, die These aufzustellen, dass alle Borderline-Erkrankten männlich und gewalttätig sind. Vielmehr verdeutlicht die Untersuchung, dass die Zuwendung zu gewaltbereiten Gruppen *eine* »Identitätskrücke« sein kann, wenn ein gefestigter Identitätskern nicht ausgebildet werden konnte. Gewaltverhalten ist somit eine mögliche (Symptom-)Spitze des Eisbergs, genauso wie selbstverletzendes Verhalten oder wechselnde Lebensziele, sich ständig ändernde Ansichten oder häufige Wohnortwechsel.

Unter der Wasseroberfläche, für Außenstehende verborgen, liegt häufig dieselbe Ursache: die Identitätsdiffusion – oder mit anderen Worten, das »Zerfließen« des Wissens darum, wer ich eigentlich bin (vgl. Kernberg u.a. 2000).

Probleme mit der Identitätsbildung können bei Menschen mit Borderline eine ursächliche beziehungsweise phänomenologische Rolle spielen. Das kann sich an der Tendenz zeigen, sich in schnellem Wechsel verschiedenen sozialen Gruppierungen wie Subgruppen der Jugendkultur (z.B. Punks, Gothics) oder anderen Zusammenhalt stiftenden Gruppierungen wie Fangruppen oder religiösen Gemeinschaften anzuschließen, deren Inhalte und Werte ganz gegensätzlich sein können.

In dem Interview sagt Tim:

» Ich bin so etwas wie ein Persönlichkeitskaleidoskop – ich kann aus den einzelnen Identitätsfragmenten sicherlich leicht schillernde Persönlichkeiten erzeugen, da mach ich mir ja auch gern ein Spiel draus, aber es gibt da auch einfach etwas, was ich nicht steuern kann ... und das ist eben die Tatsache, dass ich diese Muster immer wieder neu erzeugen muss und sich nichts so richtig echt anfühlt. Das mag vielleicht wie ein nettes Spielchen aussehen, ist es aber nicht. «

So drückt Tim sein inneres Erleben aus, das nachfolgend aus der Außenperspektive mit Bezug auf die bereits genannte Untersuchung (Herrmann 2008) beschrieben wird.

Untersuchungshintergrund bildete die Frage: Wie entfalten sich gruppendynamische Effekte bei verhaltensauffälligen Jugendlichen in bestimmten sozialen Milieus? Computersimulationsprogramme wurden dahin gehend überprüft, ob sie vorhersagen können, wie sich die einzelnen Gruppen ausdifferenzieren werden – wer interagiert häufig miteinander, welche Mitglieder eher weniger? Angenommen wurde, dass Menschen den Interaktionskontakt zu anderen Menschen suchen, die ihnen sympathisch sind. Diese Prämisse erwies sich jedoch als falsch, und es zeigte sich, dass Sympathie kein Grund dafür war, dass sich Menschen bestimmten Subgruppen (Cliquen) zuordneten. Eine Vorhersage durch das Computerprogramm war somit nicht möglich.

Doch was steht hinter dieser Erkenntnis, und was hat das mit Borderline zu tun? Sehr viele der jungen gewaltbereiten Verhaltensauffälligen erhielten die Diagnose Borderline, oder es lag bei ihnen ein Verdacht auf diese Störung vor. Bei fünf von 15 Interviewpartnern

war die Diagnose sicher – ein erstaunlich hoher Wert dafür, dass alle Teilnehmenden männlich waren und zu Gewalt neigten. Dabei waren die Interviews in keiner Weise mit der Vorannahme geführt worden, dass die Teilnehmenden etwas mit Borderline zu tun haben könnten. Die entsprechenden jungen Menschen zeigten viele bekannte Symptome und Verhaltensmuster, die zu der Diagnose Borderline passten. Fraglich blieb nur, wieso sie mit teilweise ausuferndem Gewaltverhalten reagierten. Gibt es möglicherweise einen gemeinsamen Hintergrund für borderlinetypisches Verhalten und Gewaltverhalten?
Alle Teilnehmer übten die Gewalt immer gemeinsam in den entsprechenden Subgruppen aus. Zwischen den einzelnen Mitgliedern bestand ein großer Wunsch nach gemeinsamem Handeln. Das deutet darauf hin, dass es ihnen bei dem gemeinsamen Unterdrücken eher darum ging, ein Gefühl von Miteinander und Zueinandergehören zu erleben, und weniger um das Ausüben von Gewalt an sich. Bei den Angriffen war häufig eine »Suchdynamik« zwischen Mitgliedern zu beobachten, die sich laut Befragung nicht einmal gut leiden konnten. Immer jedoch bezog sich die Interaktion auf die Episoden der gemeinsamen Aktion: War die gemeinsame Aktion beendet, wurden die Interaktionen weitgehend eingestellt. Auch waren die Interaktionsteilnehmenden in den Subgruppen beliebig und wechselten wahllos. Schied jemand aus der Gruppe aus, so wurde diesem nicht etwa wie bei Freundschaftsbeziehungen »nachgetrauert«. Der Weggang wurde nicht weiter thematisiert, und neu hinzugekommene, ähnlich strukturierte junge Menschen wurden umgehend völlig fraglos in die Gewaltinteraktionen »integriert«.
Um herauszufinden, welcher ursächliche Mechanismus hinter den Identitätsbildungsstörungen steckt, bieten folgende Fragen Hinweise: Welche persönlichen Voraussetzungen brachten die beschriebenen gewaltbereiten jungen Männer mit? Welche Parallelen gibt es zu Menschen mit einer Borderline-Persönlichkeitsstörung? Auf diese Weise lässt sich jede Form von abweichendem Verhalten beschreiben, bei der es nicht um das Verhalten an sich geht, sondern darum, die fehlende Sicherheit bezüglich der eigenen Identität durch die Gemeinschaft zu kompensieren. Abweichendes Verhalten ist in solchen Kollektiven das Normverhalten. Es wird von der Gruppe nicht als abweichend wahrgenommen, sondern als gemeinsamkeits- und identitätsstiftende Notwendigkeit.

Die wichtigsten Erklärungen für gewalttätiges Verhalten sind den Ergebnissen der Untersuchung zufolge:

- **Phase der Adoleszenz:** Menschen wenden deviantes Verhalten vermehrt in Krisen an, die während der Adoleszenz stattfinden. Die Adoleszenz ist bezogen auf die Lebensspanne eines Menschen eine verstärkt krisenbehaftete Zeit, in der Menschen häufiger als in anderen Lebensphasen abweichendes Verhalten zeigen (vgl. BOHNSACK u.a. 1995; OERTER, MONTADA 2002; SCHENK-DANZINGER 2002).
- **»Männliche« Sozialisation:** Das Gewalt-Phänomen ist fast ausschließlich bei Männern zu beobachten. Vermutlich hängt dies mit der »männlichen« Sozialisation in der Herkunftsfamilie von Gewalttätern zusammen (vgl. OELEMANN, LEMPERT 1997; KERSTEN 1993). Durchsetzungsfähigkeit (bisweilen auch mittels körperlicher Gewalt), Dominanzaffinität und Aggressivität werden in unserer Gesellschaft beim männlichen Geschlecht akzeptiert: »So sind Jungs einfach, ansonsten wären sie keine ›richtigen‹ Jungs!« Auch werden Jungen nach wie vor hauptsächlich von weiblichen Bezugspersonen erzogen. Das gilt insbesondere in institutionellen Einrichtungen. Da ihnen männliche Identitätsmodelle fehlen, definieren sie häufig »männlich« als das schiere Gegenteil von dem, was sie bei weiblichen Bezugspersonen erleben, und das Stereotyp verfestigt sich.
- **Eigene Gewalterfahrungen:** Menschen, die selbst Opfer von Gewalt sind, haben eine höhere Gewaltbereitschaft (vgl. WEIDNER, MALZAHN 2000).
- **Lernen am Modell:** Kinder und Jugendliche, die eng mit Personen aufwachsen, die gewalttätiges Verhalten zeigen, begegnen Situationen selbst auch häufiger mit Gewalt. Sie nehmen das Verhalten ihres Vorbilds (z.B. ihrer Eltern oder älteren Geschwister) wahr, beobachten es und ahmen es schließlich nach. So lernen sie anhand von Modellen aus ihrer Herkunftsfamilie oder aus ihrem näheren sozialen Umfeld, dem Herkunftsmilieu, dass dies ein angemessener Umgang ist (vgl. BANDURA 1979). Jugendliche aus sogenannten »Randmilieus« werden dabei häufiger gewalttätig (vgl. LAMNEK 1982). Aber erst wenn es viele »negative« Vorbilder gibt, wird Devianz zu einem zu erlernenden »Handwerkszeug«.
- **Brüchige Kindheitsbiografien:** Der Verlust von Sicherheiten, die übergreifend, milieuspezifisch und einer Gewohnheit folgend sind, trägt zur Gewaltbereitschaft bei. Betroffene wissen nicht, wo sie »hingehören«,

da sie keine Gemeinsamkeiten zwischen ihren persönlichen Haltungen und den Werten einer Gruppe finden. Eine weitere Erklärung sind Lebensumstände, die die Kontinuität des Familienalltags einstürzen lassen, wie die Scheidung der Eltern oder familiäre Todesfälle, insbesondere Suizide (vgl. Bohnsack u.a. 1995).

Diese Motivlage wird von vielen Jugendlichen geteilt, die sich völlig gewaltlos verhalten. Doch warum scheinen manche Jugendliche nur in Gruppen ihren Platz zu finden, in denen sich die Gemeinschaftshandlungen auf körperlich kämpfende Aktionen beschränken? Was unterscheidet sie von Jugendlichen, die ebenso Erschütterungen in der Ausbildung ihrer Identität erlebten, sich aber statt zu Gewalt neigenden Gruppen z.B. Musikgruppen zuordnen?

In der gewaltbereiten Gruppe werden keine persönlichen Voraussetzungen benötigt. Hier können die Jugendlichen Teil eines Ganzen sein, ohne über eine gefestigte Identität zu verfügen. Die Motive, gewalttätig zu werden, entstehen also direkt aus der Handlungspraxis: Ich muss mich schlagen, um dabei zu sein – dann weiß ich auch, wo ich hingehöre, wer ich bin. Die Jugendlichen empfinden sich als Schicksalsgemeinschaft (Neidhardt 1981).

Bei Jugendlichen, die ausschließlich in solchen Gruppen Gemeinsamkeiten finden, tritt die persönliche Identität in den Schatten der körperlichen Handlungen. Die Jugendlichen sind sich über ihre eigene Persönlichkeit nicht im Klaren – sie wissen nicht, wer sie sind – und ihre Identität ist nicht stabil genug ausgebildet.

Das Problem ist jedoch nicht die brüchige Biografie allein, sondern vielmehr das Schweigen über einschneidende, teils tragische Veränderungen des Lebensalltags, denn die Bildung der eigenen Identität ist »an die kommunikative, vor allem: metaphorische, d.h. erzählerische oder beschreibende Vergewisserung der eigenen Kindheitsgeschichte in deren Einzigartigkeit gebunden« (Bohnsack u.a. 1995, S. 33).

Erzählerische Rückmeldungen wie »Weißt du noch damals, als wir uns in der Situation x in unserer gemeinsamen Geschichte befanden, du hast so aufbrausend reagiert, was aber nur gut gemeint war, du hattest schon immer ein wildes Temperament, aber auch ein gutes Herz« oder »Dein Vater klang in dieser Situation y sehr hart, aber er hat es ja nicht so gemeint, du weißt doch, wie er ist, und du weißt auch, wie du bist, du kannst ganz schön provokant sein« verdeutlichen einem

Menschen, wer er ist und was ihn als Mensch auszeichnet. Fehlen diese Rückmeldungen, so ist die Ausbildung der Identität erschwert. Wenn es kein Gegenüber gibt, das Erinnerungen teilt, und die Erinnerungen nicht über diesen Weg verinnerlicht werden können, entwickelt sich eine Identitätsdiffusion. Und hier liegt eine Parallele zwischen den jungen gewaltbereiten Männern aus der Studie und den Menschen mit einer Borderline-Erkrankung.

Die Ausbildung einer persönlichen Identität ist in diesem Verständnis ganz entscheidend an die kommunikativ eingebettete, tragfähige Beziehung zu nahestehenden Menschen wie den Eltern gebunden. Das bedeutet umgekehrt, dass Identitätsdiffusion im Wesentlichen ein (Vertrauens- bzw.) Beziehungs- und vor allem ein Kommunikationsdefizit ist.

Die so entstandene Identitätsproblematik führt dazu, dass soziale Beziehungen nicht anhand persönlicher »Passung« ausgewählt und nicht mit einer gewissen Konstanz gepflegt werden. Stattdessen dienen sie fast ausschließlich dem Zweck, sich durch die Gruppe abzusichern. Dies erklärt auch, warum sich Menschen mit einer Borderline-Störung in einem so hohen Maße mit ihrer Diagnose – »Ich bin Borderline« – identifizieren.

Die beobachtete, nicht selten im schnellen Wechsel stattfindende »Suchdynamik« entsteht aus dem Wunsch heraus, sich Gruppen als »Identitätskrücken« zu suchen, die in Bezug auf die eigene Persönlichkeit völlig unverbindlich und somit beliebig sind.

Identitätsstörungen scheinen eine Kernursache für viele Störungen und Verhaltensauffälligkeiten zu sein, die tendenziell eher soziogenetisch bedingt sind. So sind sie in Wechselwirkung mit anderen Ursachen wie Traumatisierungen und genetischen Veranlagungen ebenfalls ein Auslöser der Borderline-Persönlichkeitsstörung. Sie sind aber nicht nur eine Ursache, sondern ein Begleitphänomen von Borderline und kollektivorientierter Gewalt. Die Orientierung an der Gruppe verstärkt die Wirkungen der einzelnen Ursachen und führt dazu, dass diese sich in Form von »störungswertigem« Verhalten zeigen und somit sichtbar werden.

Viele Pädagoginnen und Pädagogen in der stationären Jugendhilfe kennen dieses Phänomen, dass sich abweichendes Verhalten erst in bestimmten Gruppenkonstellationen ergibt oder in diesen Zusammenhängen verstärkt auftritt. In vielen Einrichtungen wird deshalb versucht, das Problem strukturell, z. B. durch Gruppenbelegung, in den Griff zu bekommen.

In ihrem Berufsalltag nehmen Helfende diesen Aspekt so wahr:

- »Unsere Hammerwerfer sprengen die Gruppe, die puschen sich untereinander hoch, ein paar wenige davon, verteilt auf mehrere Gruppen, wären ja noch händelbar, aber so?«
- »Die Konstellation mit den vielen Knallern auf der Gruppe – also das schaukelt sich total hoch.«

Wie verhält es sich in Wohneinrichtungen oder psychiatrischen Stationen, die sich primär oder zu großen Teilen mit Menschen mit Borderline beschäftigen? Wie empfinden Helfende dieser Einrichtungen ihren Berufsalltag?

Es deutet sich ein ähnliches Bild an:

- »Wir haben zu viele Borderlinerinnen in der Gruppe, die schaukeln sich heftig hoch.«
- »Unsere lieben Schnibblerinnen kommen aus dem Ausagieren gar nicht mehr raus, die hängen aufeinander, und heute Abend, natürlich genau, wenn ich Dienst habe, wird dann wahrscheinlich die Frage geklärt: Wer ritzt am tiefsten?«
- »Wir haben gar keine Zeit mehr für unsere restlichen Bewohner, weil das Borderlinegrüppchen völlig den Rahmen sprengt.«
- »Die ziehen sich wieder gemeinsam runter – wer hat's am schwersten und wer ist am kränksten? Können die keinen normalen Umgang haben? Da könnten sie doch viel mehr fürs Leben lernen – gruselig!«
- »Dieser nervige Borderline-Kindergarten! Wir haben gar keine Zeit mehr, uns um die wirklich Kranken zu kümmern.«

Vergleicht man die Alltagsbeobachtungen der Helfenden mit der Selbstwahrnehmung der Betroffenen, dann wird erneut eine Parallele ersichtlich: Eine diffuse, »in Bruchstücke aufgeteilte« Identität führt im Lebensalltag zu erstaunlich ähnlichen Verhaltensphänomenen. Gewalttätige Jugendliche sichern sich ab, indem sie sich Opfer suchen, die sie gemeinsam unterdrücken: »Wir unterdrücken, folglich muss ich ein (mächtiger) Täter sein.« Menschen mit Borderline fügen sich Selbstverletzungen zu und beziehen sich in kompetitiver Weise aufeinander. Da ihr Verhalten eine gewisse Wirkung auf das außenstehende soziale Umfeld zeigt, kommen sie zu dem Schluss: »Ich muss ein (mächtiger) Kranker sein.« Die gemeinsamen Aktionen sind somit die einzigen Identitätskonstanten in einer ansonsten völlig diffusen Identitätslage.

Bleibt noch die Frage zu klären, warum so viele Interviewpartner nicht nur Anzeichen von Borderline, sondern auch eine ausgeprägte Gewaltbereitschaft zeigten. In diesem Zusammenhang bietet die These von Stefan Röpke (2012) eine Erklärung an: Männer und Frauen gehen anders mit der Störung um und weisen unterschiedliche Symptome auf. Der »männliche Borderlinetypus« neigt dabei eher zu Aggression und offenbart eine höhere Impulsivität. Männliche Betroffene suchen häufig keine Hilfe auf oder sind bereits sehr früh für die üblichen Helfersysteme nicht mehr greifbar, wenn sie wegen der gemeinsam ausgeübten Gewalthandlungen im Gefängnis eine Strafe verbüßen.

Gemeinsam ausgeübte Gewalt ist, wie zuvor beschrieben, nur *ein* beobachtbares Verhalten der Borderline-Persönlichkeitsstörung – es ist *eine* mögliche »Identitätskrücke«. Weitere Wege sind z. B. die Geschlechtsidentität oder Religionszugehörigkeit, die weder eine individuelle Lebensgeschichte voraussetzen noch vornehmlich sprachlich abgesichert werden. Die Identität wird tendenziell gemeinsam und durch rituelle Handlungen entwickelt. Die häufig wechselnden Identitätsmodelle, die Eisbergspitzen, sind somit bei Borderline austauschbar. Dies liegt in vielen Fällen wie beschrieben daran, dass emotional wichtige Bezugspersonen fehlen, die den Betroffenen dabei helfen, herauszufinden, wer sie sind, die ihnen sozusagen sprachlich ihre persönliche Identität vermitteln.

Der gruppendynamische Mechanismus, der hinter der kollektiven »Identitätskrücke« steckt, wird von Helfenden jedoch häufig übersehen. Nicht selten wird er von einprägsamen Verhaltensmustern überlagert, und die Gemeinsamkeiten in der Entstehung bleiben unerkannt. So ist oberflächlich betrachtet das Eindrücklichste an jungen männlichen Gewalttätern ihre offensive Fremdaggression. »Typische Boderlinerinnen« zeigen hingegen selbstverletzendes Verhalten. Betroffene scheinen sich bewusst Vorteile durch die Erkrankung verschaffen zu wollen und sich »einzurichten« – so zumindest die vorherrschende Wahrnehmung vieler Helfender.

Aber auch diese geradezu berechnend wirkenden Phänomene sind ganz erheblichen Identitätsdefiziten geschuldet. Die Betroffenen handeln dabei keineswegs reflektiert und bewusst. Vielmehr handelt es ich um unbewusste Überlebensstrategien von Menschen, die nicht wissen, wer sie sind und was sie auszeichnet, und daher im klassischen Sinne nicht zielgerichtet handeln können.

Allein diese Erkenntnis dürfte zu einem Umdenken und einer anderen Grundhaltung bei vielen Helfenden führen, die den einzelnen Diagnosen bislang vielfach einen unterschiedlich hohen Krankheitswert zuschreiben. So begegnen Helfende Menschen, die an einer Psychose erkrankt sind, meist wohlwollender als Menschen mit einer Borderline-Erkrankung. Das liegt vermutlich daran, dass die Verhaltensmuster eines akut Psychosekranken sehr auffällig sind und als belastend empfunden werden, und die Betroffenen daher als »wirklich« krank gelten. Menschen mit Borderline unterscheiden sich hingegen auf den ersten Blick selbst in Krisen häufig nicht von gesunden Menschen. Erkennt man aber die zugrunde liegende Identitätsdiffusion und versteht, aus welcher Not heraus sie handeln, so ist eine Grundvoraussetzung für einen wohlwollenderen Zugang geschaffen, der die Basis einer guten helfenden Arbeit ist.

Um den Betroffenen eine wirklich greifende Hilfe bieten zu können, ist es wichtig, ihnen Gruppenangebote als »Identitätskrücken« bereitzustellen, in denen es nicht um die Erkrankung geht. So bieten sich Musikgruppen, Sportgruppen, Kreativgruppen oder Kochgruppen an. Es sind Gruppenangebote, in denen über das gemeinsame Tun ein kollektives, positives Identitätsgefühl – »Wir sind die Musikband« – erzeugt wird. Diese Lösung in die Praxis umzusetzen, ist so banal wie schwierig.

Der Aufruf »Helft mir herauszufinden, wer ich bin!« bedeutet, dass Menschen mit Borderline eine Teilhabe am ganz normalen Alltagsleben ermöglicht werden sollte, und ist das vorrangige Ziel, um Betroffene längerfristig zu begleiten. Die Teilhabe ermöglicht Betroffenen, eine eigene Identität aufzubauen.

Ein möglicher Weg ist das Konzept des Supported Employment, das psychisch erkrankten Menschen die Reintegration in den Arbeitsalltag erleichtern kann (Brieger, Hoffmann 2012). Der Ansatz beruht auf der Beobachtung, dass Betroffenen der Schritt zurück ins Berufsleben eher gelingt, wenn sie mit realen Alltagsherausforderungen konfrontiert und von professionell Helfenden auf ihrem Weg begleitet werden. Inhaltlich gilt also die Devise: »First place than train« (ebd., S. 586) – erst platzieren, dann qualifizieren. Der Ansatz scheint auch für die Arbeit mit Borderline-Betroffenen sinnvoll zu sein. Er erfordert keine therapeutischen Spezialangebote, setzt aber Kreativität voraus: Individuelle Wege und Möglichkeiten der Unterstützung müssen gefunden werden. Neben Gruppenangeboten sind auch Angebote außerhalb der Einrichtungen der psychosozialen Versorgung wichtig, wie Angebote in Volkshochschulen (VHS) oder in Sportvereinen.

Eine Betroffene berichtet:

» Zuerst habe ich einen VHS-Sprachkurs besucht. Ich habe mich aber nicht alleine hingetraut, sondern meine beste Freundin mitgenommen; mit ihr gemeinsam ging das gut. Nachdem ich das gemacht hatte, dachte ich, ich bin vielleicht doch nicht ganz so blöd, wie ich immer angenommen habe, und habe mir überlegt, dass ich mal testen kann, wie weit ich wohl komme. Deswegen habe ich mich bei der Abendschule angemeldet. Ich habe gedacht, ich gehe hin und gucke, ob ich ein Semester schaffe. So bin ich Semester für Semester bis zum Abitur gekommen. Dabei hat mir eine Sozialarbeiterin vom Sozialpsychiatrischen Dienst immer wieder Mut gemacht. Auch bei meiner Ausbildung, die ich dann gemacht habe. Ganz oft wollte ich einfach hinschmeißen, weil ich so sicher war, dass ich die Dümmste in der Klasse bin und nichts kann. Den Abschluss hätte ich nicht geschafft, wenn ich nicht immer wieder mit meinen Zweifeln zu ihr hätte gehen können. Seit fünf Jahren habe ich inzwischen eine feste Stelle. Jeden Tag habe ich Angst, dass meine Kollegen und die Kunden merken könnten, dass ich eigentlich nichts kann. Ich denke das jedenfalls. Ganz häufig bin ich mir selbst fremd. Kontakte zu meinen Profis sind für mich heute wichtig, damit ich meine Selbsteinschätzung immer wieder mit ihrer Einschätzung abgleichen kann. Dass ich einmal in der Lage sein würde, arbeiten zu gehen, hätte ich damals nie gedacht. «

Bei der Suche nach ihrer eigenen Identität sind für Menschen mit Borderline professionell Helfende hilfreich, die ihnen mit Klarheit, Beständigkeit und einer freundlichen Hartnäckigkeit und Humor beim Verfolgen ihrer individuellen Ziele beistehen – egal, wie absurd diese zunächst wirken mögen. Wir kennen eine Reihe von Betroffenen, die allen wohlmeinenden Ratschlägen zum Trotz an ihren persönlichen, nicht realisierbar scheinenden Ideen festgehalten und uns nicht selten überrascht haben.

Wir können festhalten: Borderline-Betroffene brauchen, wie jeder von uns, die Möglichkeit, durch andere Menschen etwas über sich zu erfahren, um ihr Selbstbild zu entwickeln. Sie benötigen ein Gegenüber, ein »Du«, wie der Philosoph Martin Buber (1995) es in seinem Buch *Ich und Du* beschrieben hat, mit dessen Hilfe sie ihr »Ich« entwickeln können. Sie brauchen aber auch die Möglichkeit, am »Wir« zum »Ich« zu werden, indem sie in Gruppen, in einer tatsächlichen Interaktion mit anderen und nicht als Verbündete gegen andere, ihre Individualität erfahren und eine eigene Identität aufbauen können.

Anregungen zur Reflexion

Mögliche Fragen an Sie selbst:

- Wie war Ihr Zugang zum Thema Borderline? Wann haben Sie das erste Mal von der Diagnose gehört?
- Was ist für Sie wichtig, um sagen zu können: »Das bin ich«? Was macht Ihre Identität aus? Wenn Sie möchten, erstellen Sie Ihr eigenes »Persönlichkeitskaleidoskop«, indem sie eine Collage aus Zeitschriften (oder elektronisch) zum Thema »Ich« erstellen.
- Welche »Weißt du noch, damals ...«-Geschichten werden in Ihrer Familie immer erzählt? Welche Geschichten erzählen Sie heute selbst?
- Welche Gruppenangebote gibt es in Ihrer Einrichtung für Borderline-Betroffene?
- Auf welche Angebote könnten Sie Betroffene aufmerksam machen (z.B. VHS-Kurse, Sportvereine, Ehrenamt im Tierheim)?
- Welche Angebote in Ihrer Einrichtung fördern die Eigenverantwortung der Betroffenen? Was denken Sie, was denken die Betroffenen selbst?

Mögliche Fragen an Ihre Klientin oder Ihren Klienten:

- Was ist für Sie wichtig, um sagen zu können: »Das bin ich«? Erstellen Sie ein »Persönlichkeitskaleidoskop«, indem Sie eine Collage zum Thema »Ich« erstellen. Versuchen Sie herauszufinden, welche Ressourcen sichtbar werden.
- Welche Freizeitaktivitäten und beruflichen Perspektiven sind für Sie interessant?
- Wenn über Nacht ein Wunder passiert wäre und alle Ihre Probleme wären verschwunden, welcher Beschäftigung würden Sie dann nachgehen, welche Hobbys hätten Sie, wie und wo würden Sie wohnen? Welche dieser »Wunder« (oder welcher Teil davon) ließen sich tatsächlich realisieren? Welche Unterstützung wünschen Sie sich dabei? Formulieren Sie ein Fernziel und Nahziele.

Borderline: Erlebens- und Verhaltensweisen

Die Arbeit mit Borderline-Betroffenen dreht sich um bestimmte Erlebens- und Verhaltensmuster, die psychiatrisch Tätige immer wieder aufs Neue herausfordern. Für die Betroffenen sind sie eine Möglichkeit, ihr Leid auszudrücken. Sie werden als Selbsthilfestrategie angewendet, um den vielfältigen Belastungen des Alltags entgegenzutreten. Helfende erleben gerade das selbstverletzende Verhalten, Suizidandrohungen und Suizidversuche, aber auch Grenzüberschreitungen wie Entwertungen ihrer Person oder Wutausbrüche als schwierige, belastende und frustrierende Situationen, mit denen sie sich alleingelassen fühlen.

Hier wird eine weitere Parallele im Erleben von Professionellen und Betroffenen sichtbar: sich alleingelassen fühlen. Es ist eine dominante Empfindung von Menschen mit Borderline. In lebensgeschichtlichen Interviews mit Frauen, die sich selbst verletzen, erscheint das Alleinsein als ein zentrales Moment, das immer wieder als Motiv und Auslöser für selbstverletzende Handlungen angeführt wurde (SCHOPPMANN 2003).

Selbstverletzendes Verhalten

Auch wenn sich nicht alle Menschen mit der Diagnose Borderline selbst verletzen, so ist es doch ein häufiges Phänomen. Es ist genauso zwiespältig wie unvermeidlich, dieser Verhaltensweise ein ganzes Unterkapitel zu widmen. Zwiespältig, weil es eigentlich nicht um die Selbstverletzung an sich geht, sondern um das darunterliegende Erleben und um hilflose Lösungsversuche. Unvermeidlich, weil Fachleuten bei dieser Diagnosegruppe meist zuerst Situationen einfallen, in denen Selbstverletzung eine Rolle spielte. Situationen, in denen das Verhalten eindrückliche (manchmal traumatische) Spuren bei ihnen hinterließ.

Auf unsere Frage, welche Situationen mit Borderline-Betroffenen ihnen in Erinnerung geblieben sind, antworteten die befragten Fachleute:

- »Ich war Lernende auf einer psychiatrischen Rehabilitationsstation und alleine im Dienst. Eine Patientin mit Borderlinestörung, die sich in dieser Zeit häufig selbst verletzte [durch Schneiden], hat sich ein Messer in den Bauch gesteckt und ist mir davongelaufen, als ich sie verbinden wollte.«
- »Eine Patientin hat sich schlafend gestellt, während ich ›Sitzwache‹ an ihrem Bett machte. Währenddessen hat sie sich ihren intravenösen Zugang aufgeschraubt und auf diese Weise versucht, sich ›ausbluten‹ zu lassen.«
- »Heftige Selbstschädigung nach einer Meinungsverschiedenheit und einen blutüberströmten Arm mit unzähligen Schnittwunden mit erheblicher Tiefe.«
- »Extreme Verletzungen, die sich eine 14-jährige Patientin mittels WC-Reiniger und Verätzung der Unterarme zugefügt hat.«
- »Eine Patientin, die sich nach einem Arztgespräch die Pulsadern aufgeschnitten hat.«
- »Eine Borderline-Patientin von mir hat als Krankenschwester in einem Hospiz gearbeitet – sie hatte mit HIV-Patienten zu tun, die nach ihrer Meinung sehr viel Zuwendung bekamen. Das konnte sie nicht aushalten und hat sich selbst infiziert.«

Selbstverletzendes Verhalten ist vorerst ein befremdliches Phänomen, das in der Umgebung Erschrecken, Unverständnis und Befremden auslöst. Allerdings ist es kein neues Phänomen, denn es gab in allen Zeiten und Kulturen Menschen, die sich – unterschiedlich motiviert – selbst verletzten, indem sie sich Schnitt-, Kratz- oder Brandwunden zufügten. Eine Erwähnung findet sich im Alten Testament im Buch der Könige. Dort wird die Situation auf dem Berg Karmel beschrieben, in der der Prophet Elias mit den Anhängern des Gottes Baal darum ringt, welchen Gott das Volk anerkennen soll. Elias und die Anhänger Baals vereinbaren, zwei Holzstapel zu errichten und ihren jeweiligen Gott darum zu bitten, den Stapel zu entzünden. Derjenige Gott, der es schafft, einen Stapel brennen zu lassen, soll vom Volk anerkannt werden. Die Anhänger Baals unternehmen alles, um Baal dazu zu bewegen, das Feuer zu entzünden. Sie singen und beten: »Und sie riefen laut und ritzten sich mit Messern und Pfriemen nach ihrer Weise, bis dass ihr Blut herabfloss« (1. Könige 18, 28). Für die Anhänger Baals scheint es kein ungewohntes oder befremdliches Verhalten zu sein, sondern etwas, das sie »nach ihrer Weise« öfter tun.

Selbstverletzendes Verhalten wird mit verschiedenen Begriffen bezeichnet (SACHSSE 1994). Synonyme sind z.B. Autoaggression, selbstverstümmelnde Verhaltensweisen, selbstdestruktives Verhalten, Selbstbeschädigung, Automutilation, kutane Artefakte oder Para-Artefakte. Darunter wird eine zielgerichtete Schädigung von Körpergewebe verstanden, die nicht mit einer suizidalen Absicht einhergeht (FAVAZZA 1996; KLONSKY 2007).

Wenn Sie sich diese Definition anschauen, dann kommt Ihnen vermutlich sofort die Frage in den Sinn: Was ist mit Ohrlochstechen, Tätowierungen und Piercings? Sind das nicht auch Veränderungen des Körpergewebes? Ja, das sind sie.

Deswegen wird das selbstverletzende Verhalten von Armando R. FAVAZZA (1996) unterteilt in die zwei Hauptgruppen: kulturell sanktioniertes (toleriertes) selbstverletzendes Verhalten und deviantes (abweichendes) selbstverletzendes Verhalten. Zum kulturell sanktionierten selbstverletzenden Verhalten gehören die Praktiken, die wir als Körperschmuck (Body-Modification) kennen, so wie die erwähnten Tattoos und Piercings. Das deviante selbstverletzende Verhalten wird anhand von Schwere und Häufigkeit weiter in major (z.B. Selbstkastration), stereotypic (z.B. Kopfschlagen) und moderate/superficial (z.B. Schnittverletzungen der Haut) differenziert. Bei Ihrer Arbeit mit Borderline-Erkrankten werden Sie der letzten Kategorie öfter begegnen.

In der Literatur werden Betroffene als typischerweise weiblich, attraktiv, intelligent, zur Mittelschicht gehörend und im Lebensalter zwischen 16 und 28 Jahren beschrieben (ROSEN, COLLINS 1993; USHER, COOK 1994; CLARKE, WHITTAKER 1998). Es gibt aber auch Männer, die sich selbst verletzen. Allerdings wird davon ausgegangen, dass Frauen im Verhältnis von 3:1 bis 5:1 überwiegen (SACHSSE 1994).

Selbstverletzendes Verhalten kann als Symptom bei verschiedenen psychischen Erkrankungen auftreten, wie bei Essstörungen oder depressiven Erkrankungen. Die Prävalenzrate ist bei Menschen, die unter einer Persönlichkeitsstörung leiden, besonders hoch (FAVAZZA, ROSENTHAL 1993). Eine Studie von Christian SCHMID und Kollegen (2000) deutet ebenfalls darauf hin. Die Autoren untersuchten darin alle selbstverletzenden Handlungen, die im Zeitraum von 1987 bis 1995 in der psychiatrischen Universitätsklinik Zürich auftraten. Die Ergebnisse zeigen deutlich, dass das Risiko für junge, sozial isolierte Frauen mit einer Persönlichkeitsstörung besonders groß ist.

Sich selbst zu verletzen, kann viele Funktionen haben und aus unterschiedlichen Motiven heraus geschehen: Es kann der Spannungsabfuhr dienen und ein Versuch sein, Wut und Frustration abzubauen. Es kann dabei helfen, den inneren Schmerz zu »übertönen« und dissoziative Zustände zu beenden. Es kann aber auch eine Möglichkeit sein, (Körper-)Grenzen zu testen, oder zu einer Art Lebensinhalt werden. Immer bedient es sich dabei einer »Sprache«, die gehört werden will.

Welche Motive dem selbstverletzenden Verhalten zugrunde liegen, möchten wir Ihnen an dem Eisbergmodell (LINK, TILLY 2007) verdeutlichen (Abb. 4).

Die Selbstverletzung liegt über der Wasseroberfläche und ist für jeden sichtbar. Unter der Oberfläche verborgen sind die möglichen Motive. Aber auch, wenn wir sie nicht sehen können, sollten wir sie in der Arbeit mit den Betroffenen doch verstehen.

In den narrativen Interviews mit betroffenen Frauen (SCHOPPMANN 2003) zeigen sich mitunter dieselben Motive wie im Eisbergmodell:

- **Beenden dissoziativer Zustände:** Viele Betroffene spüren sich selbst nicht mehr und wissen nicht, wo die Grenzen ihres Körpers liegen. Um diese wiederherzustellen und die dissoziativen Zustände zu beenden, verletzen sie sich selbst. In dissoziativen Zuständen ist die Verbindung zum eigenen Selbst unterbrochen: Die Betroffenen fühlen sich wie in Trance und funktionieren nur noch mechanisch wie Marionetten. Dissoziative Zustände können auftreten, wenn früher erlebte traumatische Ereignisse angetriggert und im Erleben der Betroffenen wieder virulent werden. Die unterbrochene Verbindung zum eigenen Selbst wirkt dabei wie ein Schutz, der notwendig war und ist, um das durchlittene Leid zu überleben. Dieser Schutz kann seinerseits wieder unerträglich werden. Selbstverletzende Handlungen scheinen dann ein sehr wirksames Mittel zu sein – sie wirken schnell und gut. Andere Strategien haben keine annähernd so starke Wirkung wie der durch die Selbstverletzung entstehende Anblick von Blut. So gab eine Interviewpartnerin zu: »Ich denke, Joggen würde mir die gleiche Erleichterung verschaffen, aber Ritzen ist eben einfacher und geht auch schneller, und das will ich ja auch erreichen – eine schnelle Erleichterung« (SCHOPPMANN 2003, S. 119).

Abbildung 4 Selbstverletzendes Verhalten im Eisbergmodell

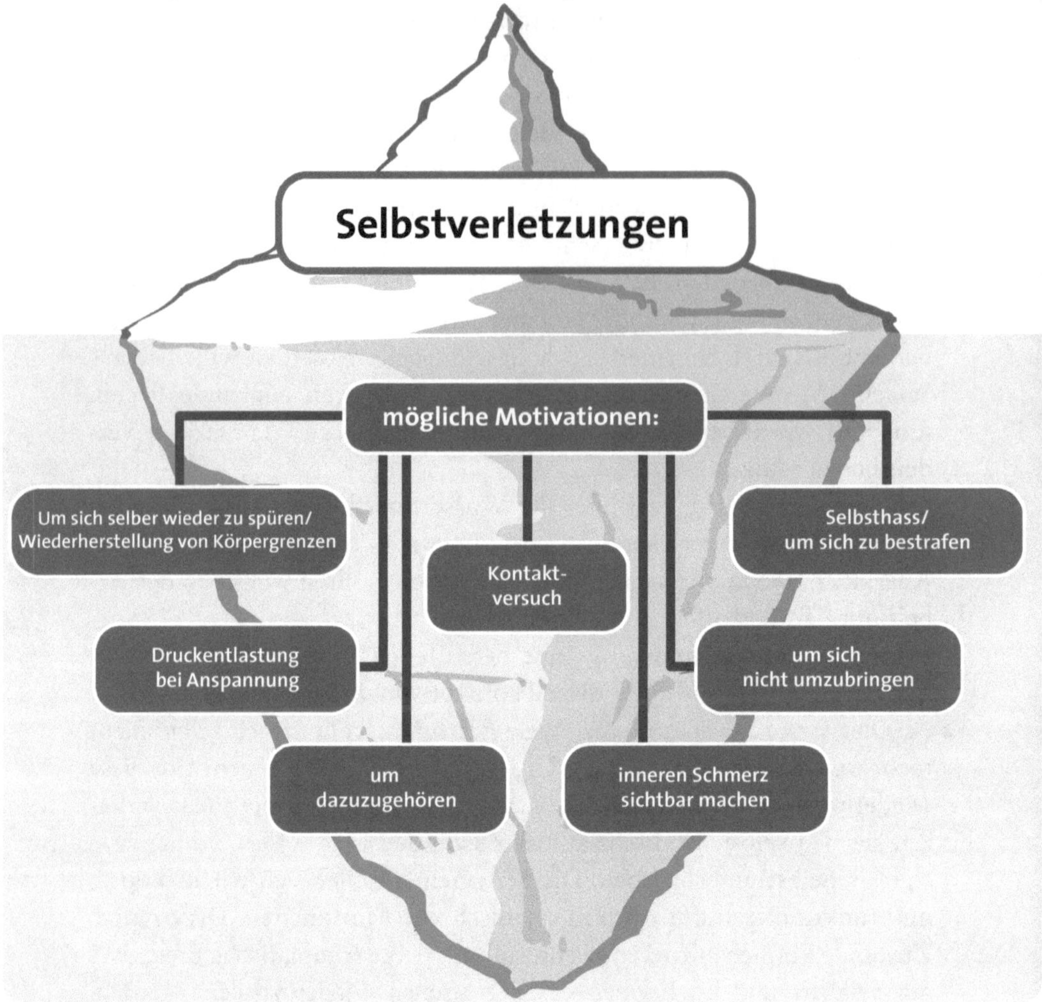

- **Spannungsabbau:** Selbstverletzungen sind ebenfalls ein Mittel, um Spannung abzubauen und den aufgestauten Druck loszuwerden. Dabei handelt es sich um einen Zustand, der nicht näher spezifiziert werden kann. Druck hat im normalen Sprachgebrauch eine zeitliche Dimension: »Ich habe Druck« bedeutet, dass ich in kurzer Zeit noch viel erledigen muss. Für die Interviewpartnerinnen steht der Druck für eine innere Sehnsucht nach Ganzheit. Eine der Frauen sagt dazu: »Ich kann an nichts anderes mehr denken, so 'n Druck, ja. Ja weil halt einfach die ganze Zeit, dat is dann da im Kopf so, man muss jetzt irgendwat machen, und dann bezieht sich dat halt auf dat Schnibbeln, eh, du musst jetzt, ne? Also so 'n Druck halt« (SCHOPPMANN 2003, S. 114).

- **Selbstbestrafung:** Das Motiv des Selbsthasses und der daraus entstandene Wunsch, sich zu bestrafen, können mit durchlittenen traumatischen Erfahrungen zusammenhängen. Viele Betroffene fühlen sich für das traumatische Ereignis selbst verantwortlich. Das Ereignis wird umgekehrt, und das Opfer verantwortet die Tat. Sich selbst die Schuld für ein solches Ereignis zu geben, kann zu »einer eskalierenden Spirale der Selbstentwertung und sogar der Selbstvernichtung« (FISCHER, RIEDESSER 1998, S. 115) führen. Was genau passiert, wenn Betroffene an ein solches Ereignis zurückdenken, beschreibt eine Interviewpartnerin so: »Dann fange ich an, mich und mein Leben zu hassen, und eigentlich habe ich auch immer den Gedanken: Ich halte es nicht mehr aus! Ich will raus hier, ganz weit weg, diese Gedanken ganz schnell loswerden!« (SCHOPPMANN 2003, S. 103).
- **Übertönen des Schmerzes:** Viele Betroffene möchten den inneren Schmerz für andere sichtbar machen, um auf diese Weise von ihrem seelischen Schmerz abzulenken. So sagt eine Betroffene: »Meine Bekannte, die davon weiß, hat mich mal gefragt, ob das denn nicht wehtut. Darauf kann ich keine richtige Antwort geben. Es tut am Anfang schon etwas weh, aber dann denke ich einfach nur noch an mein Scheißleben, und dann verändert sich der Schmerz irgendwie. Hört sich jetzt vielleicht ziemlich bescheuert an, aber der Schmerz stört dann überhaupt nicht und ist fast angenehm« (ebd., S. 125).
- **Suizidprophylaxe:** Sich selbst zu verletzen, kann einem Suizid vorbeugen. Fälschlicherweise werden Suizidalität und Selbstverletzung häufig in einen Topf geworfen, da sie aus Handlungsimpulsen hervorgehen, die zwar unterschiedlich sind, aber gemeinsame Verbindungspunkte zu haben scheinen: So kann eine Selbstverletzung zur Druckentlastung führen und damit suizidale Handlungen verhindern – das heißt keineswegs, dass wir es als Strategie empfehlen! In der Notaufnahme passiert es nicht selten, dass die Selbstverletzung als Suizidversuch gewertet wird und schnell zu einer Einweisung in die Psychiatrie führt.
- **Kontaktaufnahme:** Selbstverletzung kann auch ein Versuch sein, andere Menschen auf sein Leid aufmerksam zu machen und Kontakt herzustellen. Wenn es keine Worte mehr für den inneren Schmerz gibt, dann müssen die Wunden »sprechen«. Die Arme brauchen nur noch hingehalten werden (vgl. ebd., S. 125).

Die unterschiedlichen Motive für Selbstverletzung lassen sich in fünf Ebenen einteilen, deren Schweregrade variieren (Abb. 5).

Abbildung 5 Die fünf Ebenen des selbstverletzenden Verhaltens (Link, Tilly 2007)

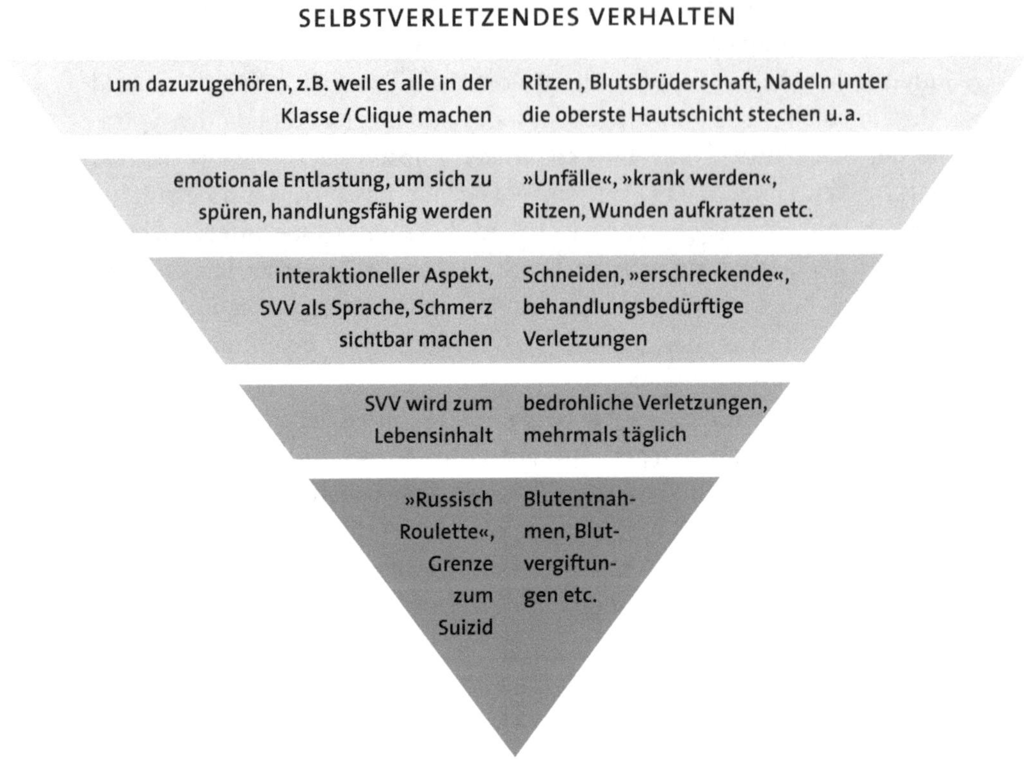
SELBSTVERLETZENDES VERHALTEN
um dazuzugehören, z.B. weil es alle in der Klasse / Clique machen
Ritzen, Blutsbrüderschaft, Nadeln unter die oberste Hautschicht stechen u.a.
emotionale Entlastung, um sich zu spüren, handlungsfähig werden
»Unfälle«, »krank werden«, Ritzen, Wunden aufkratzen etc.
interaktioneller Aspekt, SVV als Sprache, Schmerz sichtbar machen
Schneiden, »erschreckende«, behandlungsbedürftige Verletzungen
SVV wird zum Lebensinhalt
bedrohliche Verletzungen, mehrmals täglich
»Russisch Roulette«, Grenze zum Suizid
Blutentnahmen, Blutvergiftungen etc.

Die fünf Ebenen können, müssen aber nicht durchlaufen werden. Ob eine Ebene durchlaufen wird, hängt davon ab, wie das Umfeld auf das selbstverletzende Verhalten reagiert. Einfluss hat auch, wie schnell Betroffene mithilfe gezielter therapeutischer Unterstützung alternative Strategien entwickeln können, die ihnen dabei helfen, Spannung abzubauen und Kontakt aufzunehmen, und sie von den quälenden Gefühlen ablenken.

Die erste Ebene ist von der Gesellschaft anerkannt und findet meist im Jugendalter statt. Viele Jugendliche fügen sich kleinere Selbstverletzungen gemeinsam in Cliquen oder Schulklassen zu, um z. B. Blutsbrüderschaft zu schließen. Dies allein hat noch keinen Krankheitswert.

Ab der zweiten Ebene beginnt der Bereich, der problematische Formen selbstverletzenden Verhaltens beschreibt. Für Menschen mit einer Borderline-Störung sind besonders die Ebenen bedeutsam, in denen sie emotionale Entlastung erfahren (Ebene zwei) oder ihr Schmerz sichtbar wird (Ebene drei). Für chronisch erkrankte Patientinnen und Patienten oder Menschen, die keine störungsspezifische Behandlung erhalten, wird das selbstverletzende Verhalten oft zum Lebensinhalt (Ebene vier), und die Grenze zum Suizid ist fließend (Ebene fünf). Einen Ausweg gibt es zu jedem Zeitpunkt, auch für chronisch erkrankte Menschen. Häufig verschwindet das selbstverletzende Verhalten als Symptom zu einem sehr späten Zeitpunkt wieder, manchmal erst dann, wenn Betroffene den Schritt zurück ins Arbeitsleben geschafft haben und sich deutlich besser fühlen.

Die durch die Selbstverletzungen entstehenden Narben sind für die Betroffenen ein äußeres Zeichen der inneren Not. Die eigene Haut wird zu einem »anhaltenden Beweisstück« (Teuber 1999, S. 86) und die Selbstverletzung zur Biografie im wörtlichen Sinn. Wie Betroffene mit ihren Narben umgehen, ist ganz unterschiedlich. Viele verstecken sie, indem sie nur langärmlige Kleidung tragen oder sie mit Make-up überdecken. Andere tragen ihre Narben sichtbar als äußeres Zeichen ihres inneren Kampfes. Nachfragen, entweder aus Neugier des Gegenübers, woher die Narben stammen, oder weil unverständlich bleibt, dass Menschen bei 30° C im Schatten nicht in kurzärmliger Kleidung herumlaufen, erinnern die Betroffenen immer wieder an ihre Selbstverletzung.

Wie diese Beispiele zeigen, kann das selbstverletzende Verhalten als eine suboptimale Strategie der Selbstfürsorge verstanden werden. Im professionellen Umgang mit dieser Verhaltensweise darf es nicht darum gehen, sie unkritisch abzulehnen. Vielmehr muss sie als eine Handlungsstrategie erkannt werden, die Betroffene als wirksam erleben, um ihre situative Befindlichkeit zu verbessern.

Gerade diese situative Befindlichkeit ist mit ausschlaggebend dafür, dass es keine generelle Handlungsempfehlung im Umgang mit selbstverletzenden Verhaltensweisen geben kann. Im Grunde gibt es nicht einmal im individuellen Einzelfall eine jederzeit anwendbare Handlungsstrategie. Nahezu immer gilt jedoch: Wenn die Selbstverletzung geschehen ist, ist die Krise vorbei. Der Druck hat ein Ventil gefunden. Je nach Motivlage reicht es dann aus, eine sachlich-neutrale Wundversorgung durchzuführen oder den Betroffenen Verbandszeug auszuhändigen, damit sie die Wunde selbst versorgen können. Bisweilen ist es hilfreich, mit den Betroffenen zu sprechen, um zu erfahren, was sie zu ihrem Tun bewogen hat. In manchen Fällen ist es jedoch auch ratsam, gerade dies nicht zu tun.

Das Spektrum an möglichen Umgangsweisen ist breit gefächert. Was sich aber in jedem Fall empfiehlt, ist im Vorhinein mit den Betroffenen darüber zu sprechen, wie sie sich den Umgang mit ihren selbstverletzenden Verhaltensweisen vorstellen. Dies kann direkt geschehen, wenn auffällt, dass jemand sich selbst verletzt oder in der Vergangenheit verletzt hat. In der Regel können die Betroffenen sehr gut unterscheiden, mit welcher Intention sie sich Verletzungen zufügen und was dann hilfreich für sie ist. Insofern können Helfende hier nicht nur auf die Expertise der Betroffenen vertrauen, sondern sie auch dazu nutzen, eine geeignete Umgangsweise gemeinsam zu entwickeln und auszuhandeln.

In Einrichtungen, in denen mehrere Betroffene sich selbst verletzen, bietet es sich an, gemeinsame Regeln festzulegen, wie mit Selbstverletzung, z. B. mit (frischen) Narben, umgegangen wird. So gilt in vielen Einrichtungen, dass selbstverletzendes Verhalten zum Tabuthema erklärt wird, das Einzelgesprächen vorbehalten ist und nicht von den Betroffenen untereinander und in Gruppen besprochen werden soll. Auch dürfen frische Narben nicht gezeigt werden, denn viele Fachleute wissen: Selbstverletzendes Verhalten kann »ansteckend wie Masern« sein. Selbstverletzungen – auch Fotos davon oder eine Person, die demonstrativ mit einem dicken Verband herumläuft – triggern und können bei anderen Betroffenen zur Selbstverletzung führen. Ohne Regeln kann es passieren, dass sich Betroffene gegenseitig in dieses Verhalten pushen.

Eine Jugendliche berichtet:

» Dann bin ich in die Kinder- und Jugendpsychiatrie gekommen. Da habe ich am zweiten Tag im Aufenthaltsraum gesessen, und dann ist ein Mädchen gekommen, die meinte: ›Was machst du denn da? Das ist doch gar nichts an deinen Armen. Du musst die Rasierklinge doch auf den Arm pressen und richtig tief schneiden.‹ Das hab ich dann irgendwann auch gemacht. Und ich habe immer gedacht: Es muss mehr werden, du musst es beweisen, dass es dir schlecht geht. Ich konnte ja auch nicht sagen, dass es mir schlecht geht, weil ich einfach nicht reden konnte. «

Als wirksame therapeutische Methoden (Neacsiu u.a. 2010) haben sich die DBT (Linehan 1993 a, 1993 b) und das STEPPS-Trainingsprogramm (Jobmann, Smorra 2013) erwiesen. In diesen Programmen lernen Betroffene Alternativen zum selbstverletzenden Verhalten kennen, wie das Setzen von starken Sinnesreizen. STEPPS bezieht dabei das soziale Umfeld der Betroffenen als Helferteam mit ein.

Menschen, die sich selbst verletzen, hilfreich zur Seite zu stehen, ist für professionell Helfende sehr anstrengend. Anstrengend deshalb, weil sie mit einer sehr normalen Sorge um körperliche Unversehrtheit konfrontiert werden und selbstverletzendem Verhalten einer inneren Abwehr folgend ablehnend gegenüberstehen können. Daher ist es wichtig, seinem Unbehagen über die Selbstverletzung Ausdruck zu verleihen.

Auch viele Betroffene empfinden es als hilfreich, wenn Fachleute ihren Gefühlen Ausdruck geben können. So erzählt eine Betroffene, dass die Oberärztin der psychiatrischen Station zu ihr gesagt habe: »Ich sehe ein inneres Kind, das gequält wird. Und das lasse ich nicht zu!« Daraufhin sei es ihr leichter gefallen, sich an die Vorgaben im Umgang mit Selbstverletzungen zu halten. Eine andere Betroffene berichtet: »Ein Student, der Aushilfe auf der psychiatrischen Station war, hat nach einer Selbstverletzung zu mir gesagt: ›Es tut mir wirklich leid, dass Sie das mit sich machen müssen‹, da habe ich zum ersten Mal innegehalten und mich gefragt, was mache ich da eigentlich mit mir?«

Eine weitere Betroffene beschreibt:

» Eine Nachtschwester, die ich sehr gerne hatte, die hat zu mir gesagt, ich soll mir doch vorstellen, wie schlimm das für sie ist, wenn ich mir solche Schmerzen zufüge, dass das ihr auch wehtut. Das hat mir damals geholfen, dass ich das nicht mehr machen musste. Ich wollte ja nie jemandem irgendwie was antun oder Schmerzen bereiten. «

Was ihr selbstverletzendes Verhalten bei Personen in ihrem Umfeld auslöst, wird den Betroffenen oft erst durch direkte Worte bewusst.

Anregungen zur Reflexion

Zur Reflexion einer Situation, in der Selbstverletzung eine Rolle gespielt hat, kann es hilfreich sein, mit dem Eisbergmodell zu arbeiten. Dabei besteht die Möglichkeit, dass Sie, ebenso wie Ihre Patientin oder Ihr Patient, selbst den Eisberg für die Situation ausfüllen. Wenn es Ihnen passend erscheint, können Sie beide Eisberge später mit den Betroffenen besprechen oder sie mit Kolleginnen und Kollegen gemeinsam auswerten.

Mögliche Fragen an Sie selbst:

- Welche Situation, in der selbstverletzendes Verhalten eine Rolle gespielt hat, fällt Ihnen als Erstes ein?
- Was ist Ihnen im Umgang mit dieser Situation gut gelungen, was war schwierig?
- Was denken Sie, aus welcher Motivation heraus ist die Selbstverletzung passiert?
- Welche Gefühle löst selbstverletzendes Verhalten bei Ihnen aus? Was machen Sie mit diesen Gefühlen?
- Welche selbstschädigenden Verhaltensweisen kennen Sie von sich selbst (Nägel kauen; Haare drehen, bis sie abbrechen; Alkohol trinken, um entspannen zu können; an stressigen Arbeitstagen vergessen zu essen oder zu trinken)?
- Wie könnten Sie Ihre Gefühle zu einer Selbstverletzung im Kontakt mit Betroffenen zum Ausdruck bringen?

Wechselbäder der Gefühle

» Sie sind der bestschlimmste Erzieher überhaupt! «
Nicht selten sind bei Menschen mit Borderline Stimmungs- und Gefühlsschwankungen zu beobachten, meist ohne ersichtlichen Grund. Sie verwirren nicht nur die Betroffenen selbst und sind ein häufiges Symptom der Störung. Emotionen sind in hohem Maße ansteckend: Wer morgens gut gelaunt das Büro betritt und auf einen mürrischen Kollegen trifft, kann binnen kürzester Zeit seine gute Laune komplett verlieren oder umgekehrt die schlechte Laune des Kollegen verändern. Zugewandtheit und Freundlichkeit können sich sekundenschnell in Verärgerung und Wut wandeln. Helfende haben hierunter in ihrem Berufsalltag erheblich zu leiden.

Die Auslöser können sowohl im sozialen Umfeld der Betroffenen als auch in ihrem Inneren liegen. Hinter dem Verhalten steckt oftmals der nicht sichtbare Versuch, die Kontrolle über die Situation zu behalten. Dass das bisweilen nicht einfach zu erkennen ist, zeigt die folgende Situationsbeschreibung:

→ Beispiel **»Herr Herrmann, Sie sind doch der Beste!«**

Irgendein Mittwoch, Frühdienst, kurz vor der Übergabe mit dem Spätdienst, der noch nicht am Platz ist. Als eher harmoniesüchtig veranlagtes Teammitglied drucke ich in Vorbereitung auf die Mittagsübergabe das Übergabeformular aus. Auch bringe ich das Büro insoweit in Ordnung, als dass die tendenziell zwanghaft orientierten und ordnungsliebenden Kollegen unter uns mit dem Schreibtischzustand gerade noch so leben können: Kaffeetassen abräumen, spülen und an den richtigen Platz stellen.

Während des Aufräumens keimt in mir leichte Irritation auf über diverse Kaffeepottaufschriften: »Hier klappt nix, außer die Tür«, »There is no Life before Coffee«, »Ich Chef, du nix« ...

»Herr Herrmann, Sie sind doch der Beste!« – gerade, als ich denke, dass dies doch der erste realitätsnahe und akzeptable Becheraufdruck sei, und noch bevor ich mich diesem angenehmen Gedankenspiel vollends hingeben kann, merke ich, dass eine Bewohnerin neben mir an der Spüle im Gruppenraum steht. Etwas zu sehr in Pose, wie ich aber nur am Rande registriere.

»Ja, ist doch so, Herr Herrmann, die anderen können gar nix, und gerade Frau Schmidt. Da fragt man sich schon, wo die ihre Ausbildung absolviert hat, oder eher: ob das überhaupt passiert ist. Diese Unperson hat weniger Empathie als jede Pommesbudenverkäuferin!«

Aus den Gedanken gerissen stelle ich ernüchtert fest, im Zusammenhang mit meiner Person keine Becheraufschrift gelesen zu haben, sondern dass die an der Arbeitsplatte lehnende Bewohnerin ohne Begrüßung oder sonstige Einleitung auf mich einredet.

»Aber Sie, Herr Herrmann, bei Ihnen ist das ja ganz anders, Sie sind ja nicht nur fachlich bestens ausgebildet.«

Schlagartig ist dieses wohlig warme Gefühl wieder da, das dazu einlädt, sich einfach auf ihm treiben zu lassen: »Herr Herrmann, Sie sind doch der Beste« – auch wenn es kein Tassenspruch ist; zumindest behauptet das eine Bewohnerin, und ich möchte ihr nicht nur glauben, sondern ich höre mich bereits innerlich schmeichelhafte Erwiderungen formulieren.

»Nein, Sie sind zudem auch so empathisch und wissen auch abseits der fachlich definierten Pfade, gedankenwandlerisch sicher mit gequälten Seelen umzugehen – auf einer ganz persönlichen Ebene. Ja, das kann man nicht lernen, seien Sie sich dessen gewiss. Begabt zu sein, das kann man von Schmidtchen ja nicht gerade behaupten. Als draußen der Feinsinn verteilt wurde, hatte die wohl gerade Stubenarrest! Sagen Sie doch mal ganz ehrlich, ich sag's auch nicht weiter.«

»Nein, nein«, höre ich eine andere innere Stimme, »Herrmann, du bist doch Profi, geh ihr nicht auf den Leim!«
Auf diese warnende Stimme hörend reagiere ich lakonisch, möglicherweise etwas zu betont sachlich-unterkühlt und in der Betonung definitiv ungeschickt: »Frau Schmidt kann und darf kein Thema unter *uns* sein, was möchtest du darüber hinaus?«
»Stimmt, Herr Herrmann, ich kann mir unter *uns* sicherlich anregendere Themen vorstellen. Ich nehme an, dass ich im Zusammenhang mit Ihrer Nachfrage, was ich über die Missfallensäußerungen über Frau Schmidt hinaus möchte, nur jugendfreie Wünsche äußern darf?«
Jetzt läuten bei mir alle Alarmglocken, nicht nur wegen der Art, wie die Bewohnerin beim Gesagten ihre Augenbraue etwas zu gewollt neckisch in Richtung Stirn zieht – verdammt, das Ding mit der Augenbraue kenne ich irgendwoher.
»Ja!«, entgegne ich in Bezug auf die Geschichte mit der Jugendfreiheit.
»Schade, aber klar, Sie sind ja Profi, verstehe ich. Jetzt aber mal was ganz Jugendfreies und Profanes, aber dennoch zentral Wichtiges: Ich bin ja Raucherin und psychisch erkrankt …«
»Ja, was möchtest du damit sagen?«
»Ich muss Ihnen als Fachmann und vor dem Hintergrund Ihrer persönlichen Vorzüge – selbstverständlich die im Umgang mit psychisch erkrankten Menschen – nicht sagen, wie schlimm Nikotinentzug sein kann. Schließlich stabilisiert man sich über das Rauchen.«
Wieder geht die Augenbraue in Richtung Stirn.
»Du meinst, *du* stabilisierst dich über das Rauchen?«
»Ja natürlich, aber ich find es schon etwas irritierend, dass Sie mich so konkret auf meine Defizite hinweisen. Meine generalisierte Ausdrucksweise ist ja auch ein Schutz, das muss ich Ihnen aber hoffentlich nicht sagen, oder habe ich mich so getäuscht?«
»Ich habe dich nicht auf deine Defizite angesprochen, sondern habe dir eine Frage gestellt. Wenn ich das aussprechen würde, was ich glaube, würde ich die Arbeitshypothese aufstellen: Du hast keine Zigaretten mehr, du hast kein Taschengeld mehr, und du hast Schmacht.«
»Ach, Herr Herrmann, ich merke schon, ich kann Sie nicht täuschen. Sie sind einfach cleverer als die Nullen, die hier sonst so arbeiten. Deshalb frage ich Sie jetzt auch ganz direkt unter uns, und ich hoffe, Sie wissen zu schätzen, dass ich hier jetzt schon emotional ziemlich die

Hosen runterlasse – ups, ich hoffe, das war jetzt nichts, was in Ihre Definitionsmenge ›Nicht jugendfrei‹ gehört. Nix für ungut, aber ich benötige das Rauchen schon als so 'ne Art Skill ... Insofern, is' da gar nix zu machen?«

Der neckischen Augenbraue folgt im Übergang zur abschließenden Frage ein Dackelblick, allerdings in einer Art und Weise aufgesetzt, dass ich schroff entgegne: »Du hast kein Taschengeld mehr, und ich kann keines herzaubern oder aus anderen Kassen leihen, nur um der Nachfrage vorzugreifen. Und ich lasse mich nur ungern manipulieren!«

»Ach kommen Sie, Sie haben mein Süßholzraspeln und meine Zweideutigkeiten doch genossen, Sie alter Sack! Das kriegen Sie doch nicht mehr alle Tage geboten. Und das mit Ihrer Fachlichkeit und so, das können Sie sich eigentlich auch an den Hut stecken. Ich hab heute einfach nur 'nen schlechten Tag gehabt, das nächste Mal krieg ich wieder das, was ich will – Sie sind doch auch nur 'n Arschloch wie Schmidtchen, nur etwas besser getarnt, das is' aber schon alles ... So, und jetzt geh' ich mal 'n bisschen nach draußen, ich find schon jemanden, der meine nicht jugendfreien Vorzüge besser zu schätzen weiß und Zigaretten hat. Und Tschüss.« ×

Was passiert hier eigentlich? Schauen wir uns die Situation noch einmal genauer an: Matthias Herrmann geht seinen eigenen Gedanken nach, als ihn eine Bewohnerin anspricht. Er braucht einen Augenblick, bis er sich vergegenwärtigt, dass ihre Bemerkung: »Herr Herrmann, Sie sind doch der Beste!« tatsächlich ihm gilt. Auch die weiteren Ausführungen der Bewohnerin zu seiner Person laden ihn dazu ein, sich auf diesem wohlig warmen Gefühl treiben zu lassen. Und das ist ja auch bestens nachvollziehbar, denn wer von uns professionell Tätigen hört nicht gern, dass er besonders einfühlsam sei und mit gequälten Seelen gut umgehen könne. Noch dazu, wo das aus der Perspektive dieser Bewohnerin etwas ist, das man nicht lernen kann, eine Naturbegabung und keine professionelle Eigenschaft. Die Bewohnerin begibt sich damit auf eine sehr persönliche Ebene und stellt ihren Betreuer geradezu auf ein Podest. Mit einem Fachbegriff gesagt: Sie idealisiert ihn.

Im Unterschied zu Matthias Herrmann nimmt die Bewohnerin die Kollegin Frau Schmidt, die sie abwertend »Schmidtchen« nennt, als unsensibel und empathielos wahr. Indem sie ihre Ausbildung infrage stellt, spricht sie ihr jegliche Professionalität ab und entwertet sie.

Beide Eindrücke sind unvollständig: Frau Schmidt wird sehr viele berufliche und persönliche Qualitäten haben, die die Bewohnerin nicht entdecken kann. Auf der anderen Seite wird Matthias Herrmann nicht immer empathisch und einfühlsam sein und sich bisweilen auch einmal unprofessionell verhalten. Wieso nimmt die Betroffene ihre Helfenden so unterschiedlich, gar gegensätzlich, wahr?

Menschen mit Borderline teilen ihr Umfeld in die Kategorien gut und böse ein. Grund hierfür ist eine frühkindliche Beziehungsstörung, die z. B. auftritt, wenn ein Kind emotional vernachlässigt wird oder schwere traumatische Erfahrungen macht. Infolge dieser Störung konnten Betroffene nicht lernen, ambivalente oder konflikthafte Wahrnehmungen ihrer selbst oder anderer zu integrieren (Fiedler 1995). Die Spannung, die entsteht, wenn wir gleichzeitig gute und böse Seiten an uns selbst oder anderen wahrnehmen, können Betroffene nicht aushalten – so, wie es einer Mutter geht, wenn sie ihrem Kind einen Wunsch versagen muss, den sie gut versteht. Diese Objektbeziehungsstörung (Kernberg 2010) wird in der Literatur als Spaltung bezeichnet und gehört zu den sogenannten primitiven Abwehrmechanismen (Buchheim u. a. 1999).

Zurück zu unserem Beispiel: Nachdem die Bewohnerin Frau Schmidt entwertet hat, bittet sie Matthias Herrmann um seine Meinung: »ganz unter *uns*«. Von ihrer Bitte und Wortwahl alarmiert, erkennt er den Mechanismus der Spaltung und verweigert ihr das vertrauliche Gespräch. Auch weiß er, dass dieser Mechanismus ein ganzes Team anstecken kann, wie in der Einführung beschrieben. Auf ihre Flirtversuche geht er ebenfalls nicht ein und nimmt ihr damit sozusagen die Zügel aus der Hand. Stattdessen fragt er sie ganz direkt, was sie eigentlich von ihm möchte.

Es folgt eine Sequenz, in der die Bewohnerin die eigene »Professionalität« an den Tag legt, indem sie Fachausdrücke wie »stabilisieren« und »Skills« benutzt und darauf hinweist, dass ihre generalisierte Ausdrucksweise eine Schutzfunktion hat. Ihr Angebot, sich wie zwei Profis auf einer Ebene zu unterhalten, nimmt Matthias Herrmann ebenfalls nicht an. Stattdessen stellt er eine Behauptung auf, die richtig oder falsch sein kann: nämlich dass die Bewohnerin kein Geld mehr habe, um sich Zigaretten zu kaufen. Die Bewohnerin fühlt sich ertappt. Gleichzeitig hat sie das Gefühl, sich mit diesem Geständnis sehr weit zu öffnen und »emotional die Hosen runterzulassen«. Matthias Herr-

mann wiederum fühlt sich von dem Verhalten der Bewohnerin manipuliert und verweigert ihr das Geld.
Und nun kippt die ganze Situation: Der eben noch einfühlsame, empathische und beste Herr Herrmann wird für die Bewohnerin zum alten Sack, dessen Fachlichkeit vorgetäuscht und in Wahrheit nicht vorhanden ist, der nur so tut, als verstehe er seine Bewohnerinnen und Bewohner. Die Bewohnerin entfernt sich aus der Situation und kündigt an, anderswo jemanden zu finden, der ihre Attraktivität zu schätzen weiß und ihrer Bitte nachkommt.
Dieses Beispiel stellt eindrücklich dar, was hinter dem nicht sichtbaren Erleben der Betroffenen und den Wechselbädern gegensätzlicher Emotionen steckt. Die Bewohnerin fühlt sich von ihrem Betreuer in mehrfacher Weise abgewiesen und ist frustriert: So lehnt er es ab, mit ihr zu flirten, und schlimmer noch, er sagt ihr, dass er sich manipuliert fühle. Damit zeigt er ihr, sie durchschaut zu haben, und entzieht ihr vollends die Kontrolle über die Situation.
Der Begriff Spaltung ist inzwischen zu einer Art Schimpfwort geworden und wird von Menschen mit Borderline oftmals als stigmatisierend empfunden. Nicht selten werden Betroffene von Helfenden als »Teamspalter« bezeichnet, dabei ist das deutlich zu viel der »Ehre«: Menschen mit Borderline können keine Teams spalten, auch wenn es auf den ersten Blick so aussehen mag. Teams, die diesen Eindruck haben, sind bereits gespalten. Sinnvoll ist eher, sich genauer mit den Teamstrukturen auseinanderzusetzen. Was Betroffene aber können: Sie haben ein gutes Gespür für Uneindeutigkeiten und Unstimmigkeiten. In dem Bemühen, für sich selbst Orientierung und Klarheit herzustellen – wer ist gut, wer ist böse? –, bringen sie Uneindeutigkeiten zur Sprache. Sie sind also eine Art Kaufhausdetektiv, der zwar auf das Problem hinweist, es aber nicht verursacht hat. Niemand würde ernsthaft auf die Idee kommen, einen Kaufhausdetektiv dafür zu beschuldigen, dass er einen Dieb erwischt hat. Ewald Rahn rät in Fortbildungen bisweilen augenzwinkernd, diese Kompetenz der Betroffenen als »kostenlose Unternehmensberatung« zu sehen.
Einigkeit im Team bedeutet dabei nicht, dass alle Mitglieder das Gleiche tun müssen, denn jede Person hat persönliche Grenzen und Möglichkeiten. Einigkeit im Team bedeutet aber, eine Loyalität und eine gemeinsame Grundhaltung zu entwickeln und den anderen als Person sowie sein Handeln zu respektieren. Im Beispiel lässt sich Matthias

Herrmann nicht auf eine Abwertung der Kollegin ein, sondern verweist die Betroffene auf sich selbst und ihr Anliegen.

Anregungen zur Reflexion

Mögliche Fragen an Sie selbst:

- Kennen Sie solche Wechselbäder der Gefühle aus Ihrem Praxisalltag?
- Was lösen sie bei Ihnen aus? Wie fühlen Sie sich, wenn Sie eine Bewohnerin, ein Patient oder Klient, wie aus dem Nichts beleidigt und Sie persönlich trifft? Wie gehen Sie damit um?
- Wie könnte das Beispiel ausgehen? Ist die Bewohnerin noch einmal zu ihrem Betreuer zurückgekommen? Wie fühlt sich ihr Betreuer nach ihrem Weggang? Macht er sich Sorgen um sie oder ist er erleichtert? Wenn Sie Lust haben, diskutieren Sie dies mit Ihren Kollegen.
- Wie gehen Sie in Ihrem Team miteinander um? Wie lösen Sie Konflikte? War Ihr Team schon einmal »gespalten«?
- Ist Ihnen das Schimpfwort »Teamspalter« schon einmal bei Ihrer Arbeit begegnet? Wie würden Sie sich als Betroffene fühlen?

Nähe und Distanz

» Ich weiß, wo Sie wohnen ... «

Jeder Mensch sehnt sich nach Liebe und Geborgenheit, aber auch die Möglichkeit eines Rückzugs ist uns wichtig. Ein Gleichgewicht dieser Bedürfnisse in Kontakten zu finden und Nähe und Distanz zu regulieren, fordert die meisten Menschen heraus. Jede Beziehung ist anders und geht mit einem anderen Bedürfnis nach Nähe und Distanz einher. Je nach Situation verändert sich unser Bedürfnis. So möchten wir nach einem schmerzhaften Verlust meist getröstet werden und suchen den Kontakt zu nahestehenden Personen; nach einem schweren Vertrauensbruch ziehen wir uns hingegen eher zurück. Eine Beziehung gilt als gut, wenn sich die Bedürfnisse zweier Menschen decken oder sie zumindest den Wunsch ihres Gegenübers nach Nähe und Distanz verstehen und reflektieren.

Menschen mit Borderline sind zumeist mit distanzierenden oder sogar missbräuchlichen Beziehungen aufgewachsen. Ihr Wunsch nach Nähe ist daher oft besonders groß, und sie unternehmen alles, um »tatsächliches oder vermutetes Verlassenwerden zu vermeiden«, wie es in den

Diagnosekriterien des DSM-5 (FALKAI, WITTCHEN 2015) heißt. Immer wieder mit dieser Befürchtung konfrontiert zu sein, belastet sie im Alltag in besonderer Weise. So beschreibt eine Betroffene:

» Aus der inneren Überzeugung heraus, ich bin der blödeste und schlechteste Mensch, den keiner leiden kann, suche ich in jeder Mimik, jedem Tonfall und den Blicken eine Bestätigung für diese Befürchtung. Außerdem schwingt die Angst mit, dass ich mich auflöse, wenn ich allein bin. Ich tue alles, damit Leute mich nicht verlassen; je mehr ich tue, desto höher ist die Wahrscheinlichkeit, dass sie mich verlassen, aber ich kann nicht anders. Wenn mich jemand verlässt, bestätigt er damit meine innere Überzeugung. Dann höre ich auf zu existieren. Das Alleinsein ist unerträglich. Schnell rutsche ich dann in eine Spirale aus Verzweiflung und Suizidalität. «

John G. GUNDERSON (1996) zufolge spiegelt der Wunsch nach Nähe und die Unfähigkeit, allein zu sein, die frühe Bindungsstörung von Borderline-Betroffenen wider. Unbeständige und unsichere Bindungserfahrungen zu frühen Bezugspersonen bewirken, dass die Betroffenen sich in bedrängenden Situationen nicht selbst trösten und beruhigen können.

Welch extreme Form ihre Suche nach Nähe bisweilen annimmt, verdeutlicht folgendes Beispiel:

→ Beispiel **»Ich weiß, wo Sie wohnen …«**

Es ist Samstagnachmittag. Ich habe Spätdienst. Es scheint ein ruhiger Dienst zu werden. Viele der jugendlichen Bewohner sind unterwegs oder gar über das ganze Wochenende bei ihren Eltern. Eine gute Zeit, um mein Ablagefach abzuarbeiten, damit der Kollege nicht zusehen muss, wie seine Ablage immer mehr gegen den darüber liegenden Einlegeboden des Büroschranks gedrückt wird und das Brett trotz schwerer Aktenordner anhebt. Doch da ist diese Bewohnerin, die ständig ins Büro kommt. Mal benötigt sie ein Geodreieck, dann will sie den Stand ihres Taschengeldkontos erfragen. Ein paar Minuten später möchte sie, dass ich ihr die Telefonnummer ihrer Mutter heraussuche – eine fadenscheinige Ausrede, ist sie doch bekannt dafür, sich gerade Adressen und Telefonnummern überdurchschnittlich schnell und lange einzuprägen.

»Herr Herrmann, ich finde Neubauten hässlich, die liegen mir gar nicht. Altbauten dagegen haben doch was, die sind so warm und ir-

gendwie lebendig«, teilt sie mir unvermittelt aus dem Halbdunkel des kleinen Bürovorraums mit. Danach schweigt sie mit einem Lächeln, das ich als abwartend-provokant empfinde. Ich wende ein, weder Zeit noch Lust auf eine Konversation zu haben, bei der ich Intentionen hinter bestimmten Aussagen erraten soll.
Die Bewohnerin entgegnet, ohne die Art ihres Lächelns zu verändern: »Ach, Herr Herrmann, Sie müssen gar nichts sagen, ich weiß doch auch so über unsere gemeinsame Vorliebe für Altbauten Bescheid – im Zusammenhang mit Ihrer aktuellen Wohnsituation gehe ich von einer bewussten Entscheidung aus«, um darauf umgehend zu verschwinden und mich mit dieser Aussage allein zu lassen.
Woher weiß sie, dass ich in einer Altbauwohnung lebe? Mir wird zusehends unwohl. Letztlich siegt aber die Vernunft: Sie blufft nur, um durch die intendierte Frage meinerseits »Woher weißt du das?« an handfeste Informationen zu gelangen, an meine Irritation. Schließlich besteht bei der Behauptung Altbau oder Neubau eine Fifty-fifty-Chance, richtig zu liegen. Ruhig Blut, alles in Ordnung, so schnell lass ich mich nicht hinreißen, beruhige ich mich.
»Na, Herr Herrmann, wollen Sie mich gar nichts fragen?«, ertönt es nach einiger Zeit aus dem besagten Vorraum. Zu dem bereits beschriebenen Lächeln hat sich eine hochgezogene Augenbraue gesellt.
Ich ertappe mich dabei, wie ich innerlich gegen eine aufkeimende Wut ankämpfe, die ich definitiv auf diese Augenbrauengeschichte zurückführe. Zumindest kämpfe ich so erfolgreich, dass ich mir, wie ich meine, nichts anmerken lasse, und höre mich entgegnen: »Ich wüsste nicht, was ich dich fragen sollte, und zum Raten bin ich, wie gesagt, nicht aufgelegt.«
»Na ja, Herr Herrmann, auch ich kann mal falsch liegen, denn wenn man es genau bedenkt, dann wählt man als Altbaufan ja nicht unbedingt einen Altbau aus, in dessen Erdgeschoss Nudelland angesiedelt und der von Spielotheken umzingelt ist – so kann man sich täuschen. Ob Sie an diesem zwielichtigen und rumorigen Ort Ihre Dissertation fertigstellen können, bleibt abzuwarten; ist wahrscheinlich eh nur Blenderei.«
Das Lächeln ist einer aufgesetzten Mimik der Enttäuschung gewichen, die Augenbraue bleibt hingegen unverändert. Es wird brenzlig, die ergänzten Ortsbeschreibungen können nicht zufällig sein. Nur nichts anmerken lassen, denke ich, ohne den Hauch einer Chance bei dem

Versuch zu haben, die Anwesenheit der Schwestern »Neugier«, »Wut« und »Sorge« zu leugnen, die sich in meinem Kopf breitmachen. Die Bewohnerin entschließt sich, mich den drei Schwestern zu überlassen, damit diese mich bis zum nächsten »Angriff« erst einmal weich köcheln – so fantasiere ich zumindest dazu. An diesem Abend meidet sie jeden weiteren Kontakt zu mir.

Wieder Spätdienst: der nächste »Angriff«.

»Herr Herrmann, Sie müssten doch wissen, dass Schreibtischarbeit in dunklen Räumen bei Dämmerlicht schlecht für die Augen ist.«

Völlig unvorbereitet und spontan halte ich die Tatsache dagegen, dass das Mitarbeiterbüro doch nahezu grell mittels Neonlicht ausgeleuchtet ist, und bereue diese Unüberlegtheit, bevor ich den Satz beendet habe.

»Nein, Herr Herrmann, ich meine doch nicht hier – sie wissen schon …«

Da ist es wieder, dieses Lächeln … und diese verdammte Augenbraue. Die drei bis dahin wenig präsenten Schwestern werden schlagartig wieder aktiv: Na, woher weiß sie wohl von deiner Vorliebe für schummrige Schreibtischbeleuchtungen? Dein Arbeitszimmer liegt zur Straßenseite, direkt über Nudelland. Herrmann, denk darüber nach, das kannst du doch nicht so stehen lassen! – Ruhig Blut.

»Wie süß Sie aussehen, Herr Herrmann, wenn Sie so angestrengt nachdenken, fast so süß, wie wenn Sie sich morgens von Ihrer Frau verabschieden, da kann man richtig neidisch werden … aber diese merkwürdigen Kleinwagen, die Sie beide fahren, das ist doch nicht standesgemäß, Sie sind doch dabei, zu promovieren! Ja, so ist das wohl, hochwertige Fahrzeuge würden auf einem Supermarktparkplatz auch allzu sehr Gefahr laufen, beschädigt zu werden.«

Filmartig laufen morgendliche Verabschiedungsszenen auf dem Pennyparkplatz vor meinem inneren Auge ab, und die drei Schwestern übernehmen die Kontrolle. »Was soll das? Was denkst du dir? Das ist reinstes Stalking! Vielleicht zeig ich dich an!«, platzt es aus mir heraus. Es macht mich schier wahnsinnig: Lächeln und Augenbraue bleiben unverändert.

»Ach, Herrmann, wenn Sie wüssten, was ich noch alles weiß über Sie … und Sie regen sich bereits über solche Petitessen auf? Da bekomme ich ja richtig Angst um Sie! Sie sind bestimmt so gestresst, weil Sie vor Kurzem eine achtstellige Rufnummer bekommen haben und sich die einfach nicht merken können – aber dafür bin ich doch da! Lassen Sie sich doch von mir helfen, ich wüsste doch nicht, was ich ohne Sie tun würde.«

Auch, wenn die provokante Mimik wie zuvor bleibt, werden die drei Schwestern plötzlich ruhig, und ich reagiere in einem Anfall von plötzlicher Resignation lapidar: »Ich glaube zwar nicht, dass du ohne mich nicht wüsstest, was du tun solltest, aber ich denke, dass dein Leben, ohne im Leben anderer herumzuspuken, ohne Sinn und Orientierung wäre – das tut mir leid.«

Das Lächeln verschwindet, die hochgezogene Augenbraue transformiert sich zu giftigen Zornesfalten, ganz so, als ob die drei Schwestern urplötzlich den »Wirt« gewechselt hätten: »Sie arrogantes Arschloch«, zischt die Bewohnerin und verlässt das Büro.

Die Bewohnerin spricht mich in der Folge nie wieder auf mein Privatleben oder mein Wohnumfeld an. Ein paar Wochen später bittet sie mich aber um Entschuldigung, ohne dass es sich für mich irgendwie aufgesetzt anfühlt. Sie wisse nicht, warum sie andere Menschen und deren Umfeld »verfolgen und ausspähen« müsse, es sei wie ein Zwang, der ihr zwischenzeitlich auch selbst zu schaffen mache.

Danach bin ich offenbar als Ziel uninteressant geworden, denn eine Kollegin berichtet kurze Zeit später, die Bewohnerin des Öfteren in ihrem unmittelbaren Wohnumfeld gesehen zu haben. ×

Die Bewohnerin überschreitet in diesem Beispiel bei ihrem Betreuer eine persönliche Grenze. Auf der Suche nach Nähe spioniert sie ihn aus, weiß, wo er wohnt, kennt seine private Telefonnummer und weiß sogar um seine morgendlichen Verabschiedungsrituale. Doch überschreitet sie hiermit zugleich eine rechtliche Grenze?

Stalking richtet sich immer auf eine andere Person und wird definiert als

» das wiederholte Zufügen von ungewollter Kommunikation (z.B. durch Briefe, Anrufe, E-Mails und Websites sozialer Netzwerke), ungewollten Kontakten (z.B. Folgen und Annähern) und einer Myriade anderer belästigender Verhaltensweisen (z.B. bösartige Klagen, Drohungen und Angriffe) auf eine Art, die angemessene Furcht und Bedrängnis auslöst. « (Pathé, Meloy 2013, S. 200, übersetzt von S. Schoppmann)

Nun hat die Bewohnerin Matthias Herrmann weder Briefe noch E-Mails geschickt. Auch hat sie ihn nicht bösartig verklagt oder ihn angegriffen. Zumindest aber hat sie seine Adresse herausgefunden und ihn dort einige Male besucht, ohne sein Wissen und Einverständnis. Ihr Betreuer erfährt erst davon, als sie es nach und nach zugibt. Ihr Geständnis löst Neugier, Wut und Sorge bei ihm aus, aber keine Furcht oder Bedrängnis. Stalking im rechtlichen Sinne ist es folglich nicht. Die Bewohnerin hat jedoch mit dem Ausspionieren der privaten Situation eine Grenze überschritten und eine soziale Konvention verletzt. Fraglich bleibt, warum sie das getan hat, was sie dazu bewogen hat.

Hinter ihrem Verhalten steckt der nicht sichtbare Wunsch nach Nähe. Durch ihr Verhalten möchte die Bewohnerin Matthias Herrmann zeigen, dass sie ihm näher ist und ihn besser kennt, als er ursprünglich denkt. Ihr grenzverletzendes Verhalten löst jedoch bei ihrem Gegenüber Wut aus, und ihr Betreuer distanziert sich von ihr. Diese Ambivalenz zwischen dem Wunsch nach Nähe und der Furcht vor Abhängigkeit und Zurückweisung kennzeichnet Menschen mit einer Borderline-Störung. Sie resultiert aus der frühen Erfahrung eines unsicheren Bindungsstils (Agrawal u.a. 2004).

In Anlehnung an den Bindungstheoretiker John Bowlby (2006) werden vier Bindungsmuster unterschieden: der sichere Bindungstyp, der unsicher-vermeidende Bindungstyp, der unsicher-ambivalente Bindungstyp und der unsicher-desorganisierte Bindungstyp. Der unsicher-ambivalente Bindungstyp beschreibt Menschen, die nahe Beziehungen suchen, aber gleichzeitig sehr sensibel auf von ihnen wahrgenommene Abhängigkeit oder mangelnde Wertschätzung reagieren. Dies trifft, unschwer zu erkennen, auf das Verhalten der Bewohnerin aus dem Beispiel zu, denn als Matthias Hermann ihr sagt, dass es ihm leidtue, dass sie das »Herumspuken im Leben anderer Menschen« brauche, um sich selbst zu orientieren, scheint sie sich durchschaut zu fühlen und verlässt schimpfend das Büro. Vermutlich hat diesmal ihr Betreuer eine Grenze überschritten und ist ihr mit seiner Interpretation zu nahe gekommen.

Anregungen zur Reflexion

Mögliche Fragen an Sie selbst:

- Welche Situation aus Ihrem Praxisalltag fällt Ihnen im Hinblick auf das Thema Nähe und Distanz als Erstes ein?
- Konnten Sie diese Situation ansprechen? Wie und in welchem Rahmen ist Ihnen das gelungen?

- **Welche Gefühle waren damit für Sie verbunden?**
- **Wie haben Sie es in der Vergangenheit geschafft, schwierige Nähe-Distanz-Situationen bei der Arbeit für sich und mit der betroffenen Person zu klären?**
- **Haben Sie Unterstützung bekommen? Wenn ja, welche? Welche Unterstützung hätten Sie sich (noch) gewünscht?**

Die Bedeutung von professionell Helfenden

Professionell Helfende haben im Leben von Menschen mit Borderline einen ganz besonderen Stellenwert. Ihre Beziehung geht über eine übliche Arbeitsbeziehung hinaus. Bisweilen werden Helfende für die Betroffenen zu den wichtigsten Bezugspersonen: Sie gewinnen einen Menschen, der ihnen Halt und Stabilität bietet, der sie auf ihrem Weg begleitet und vor den Stolpersteinen schützt, die auf sie warten – das Alleinsein scheint Vergangenheit zu sein, und sie klammern sich mitunter an diesen Menschen. Ein Leben ohne ihn oder sie ist oft nicht mehr vorstellbar.

Wie genau die Helfenden wahrgenommen werden, ist je nach Setting unterschiedlich:

- »Professionelle Helfer sind sehr wichtig für mich. Ich glaube, dass ich ohne Profis überhaupt nicht mit meinem Leben klarkäme.«
- »Mein Wohnbetreuer hat einen sehr hohen Stellenwert für mich, denn ich weiß, dass er immer für mich da ist und ich dort einfach ich sein darf, mich nicht verstellen muss und wertgeschätzt werde und meine Grenzen dort respektiert werden, außerdem kann ich ihm 150 Prozent vertrauen.«
- »Wenn meine Ärztin in den Urlaub geht, vergesse ich sie einfach, ich streiche sie aus meinem Leben, als hätte sie nie existiert. Manchmal gelingt es mir, das Wissen um diese Beziehung beim Verlassen der Praxis einfach abzuschalten. Meine Ärztin ist dann gestorben, begraben und vergessen. Manchmal tut es noch einige Tage lang weh und die Erinnerung an sie verblasst langsamer. Ich könnte dann jedoch zu jeder beliebigen anderen Ärztin gehen und würde dort mit gleicher Intensität in die Beziehung eintauchen, auch dieser Kontakt würde auf die gleiche Weise enden. Wenn meine Ärztin nach ihrem Urlaub wieder da ist, fangen wir bei null an, sie ist mir völlig fremd. Äußerlich sieht es nach Abstand aus, innerlich bin ich unendlich wütend auf sie, weil

sie es gewagt hat, mich zu verlassen, und jetzt dasitzt, als wäre nichts gewesen.«

Für einige Betroffene ist ihr Therapeut jemand, der ihnen Wissen über das Krankheitsbild vermittelt. Andere sehen in ihrer Wohnbetreuerin eine Person, die ihnen dabei hilft, ihren Alltag zu ordnen und sich den Herausforderungen zu stellen. In diesen Funktionen bieten Helfende den Betroffenen über einen bestimmten Zeitraum Sicherheit und sind eine große Unterstützung. Die Betroffenen fühlen sich in diesen Kontexten jedoch nicht zwingend auf ihre Helfenden angewiesen; sie sind für sie austauschbar, solange die Chemie stimmt.

Andere Betroffene berichten hingegen, dass ihre Betreuenden die wichtigsten Menschen in ihrem Leben seien und sie sich den Alltag ohne diese speziellen therapeutischen Kontakte nicht mehr vorstellen können. Sie fühlen sich von ihnen bisweilen regelrecht abhängig.

Eine gute Beziehung ist die Basis einer erfolgreichen Therapie – darüber stimmen psychotherapeutische Ansätze heute überein. Dies trifft auch auf das Betreute Wohnen, Tagesstätten, Kontaktstellen und andere vergleichbare Angebote zu. Gelingt den Helfenden ein gutes Beziehungsangebot, so werden sie von den Betroffenen in aller Regel als sympathisch, verständnisvoll, zugewandt, respektvoll und wertschätzend wahrgenommen. Es gilt, eine (therapeutische) Allianz aufzubauen, die es beiden Seiten ermöglicht, ein vereinbartes Ziel gemeinsam zu erreichen.

Martin Bohus (2002) vergleicht die Funktion einer Therapeutin mit der eines Coachs, angelehnt an die Metapher eines Bergführers, der sich im Gelände auskennt. Dies gilt gleichermaßen für alle psychiatrisch Tätigen, die mit Borderline-Erkrankten arbeiten. Sie begleiten die Betroffenen auf ihrem Weg, können jedoch trotz Kenntnis um die mögliche Route Unwägbarkeiten wie Wetter- oder Eisverhältnisse nicht planen, die dem Ziel jederzeit entgegenstehen können. Dies müssen sie den Betroffenen begreifbar machen.

Helfende haben also Vertrauen in die Kraft ihrer Patientinnen und Patienten, weisen sie aber auch auf die zu erwartenden Schwierigkeiten hin:

» Ich kann Sie nicht tragen. Ich werde Ihnen den Weg zeigen, ich werde Ihnen vorangehen, aber laufen müssen Sie selbst. Und es wird Momente geben, da werden Sie meinen, keine Kraft mehr zu haben, da wollen Sie verzweifeln und aufgeben. Ich sage es Ihnen lieber gleich – ich werde das nicht zulassen. Wenn wir zusammen losgehen, kommen wir zusammen an. « (BOHUS 2002, S. 22)

Der Bergführer gewinnt schnell an Bedeutung, und viele Betroffene haben früher oder später das Gefühl, ohne ihn völlig hilflos und handlungsunfähig zu sein, trotz aller Fertigkeiten, die sie im Rahmen ihrer bisherigen Therapien gelernt haben: so, als wären sie erblindet und auf die Begleitung und Führung existenziell angewiesen. Obwohl die meisten Betroffenen wissen, dass die Helfenden an ihrer Seite bleiben und sie selbst die Kraft besitzen, den Weg zu gehen, auch wenn er schmerzhaft und beschwerlich ist, fühlen sie dieses Wissen nicht, und der Zugriff auf die eigene Kraft ist blockiert. Gleichzeitig beschreiben sie, dass sie sich unendlich schämen, in dieses Gefühl der Abhängigkeit gerutscht zu sein.

Die Endlichkeit der therapeutischen Beziehung steht ihrem Wunsch entgegen, die Betreuenden als gute Freunde für immer an ihrer Seite zu haben, und wird zur unüberwindbaren Hürde, die sie sich nicht trauen anzusprechen. Mitten im Schneesturm am Steilhang, am kurzen Seil gesichert, ist es schwer, sich vorzustellen, dass es wieder bessere Zeiten geben wird, in denen dieses Seil unnötig und sogar störend sein wird.

»Manchmal weiß ich nicht, ob das richtig war, sich so auf Sie einzulassen, und manchmal denke ich, dass Sie das Beste sind, was mir je passiert ist. Ich habe Sie so lieb gewonnen, und das macht mir solche Angst. Denn was ist, wenn Sie wieder aus meinem Leben verschwinden?«, schreibt eine Betroffene in einem Brief an ihre Krankenschwester. In der Regel sind sich Borderline-Betroffene bewusst, dass psychotherapeutische Beziehungen endlich und asymmetrisch sind. Auch können sie zwischen Freundschaften und Beziehungen zu Helfenden differenzieren, die sich insofern unterscheiden, als es bei Letzteren inhaltlich nur um die Themen und Probleme der Patientinnen und Patienten geht und nicht um das Leben der Fachleute. Bisweilen vergessen sie das jedoch. Wichtig ist: Der Wunsch, einen freundschaftlichen Kontakt zu ihren Helfenden aufzubauen, ist weder selten noch pathologisch.

Wenn die Betroffenen andere Lebensumstände gehabt hätten, »dann hätten sich Therapeut und Patient nie zu dieser Arbeit getroffen. Dann hätte er aber den Therapeuten vielleicht in einem anderen Kontext als die Therapie kennengelernt, was sich die meisten Patienten wünschen, und sie wären vielleicht Kollegen oder Freunde geworden. Das

ist nicht neurotisch, denn so gestalten sich menschliche Beziehungen« (TROENDLE 2005, S. 533).
Wir wissen von einigen Borderline-Betroffenen, die auch nach Ende einer therapeutischen Beziehung einen freundschaftlichen Kontakt zu ihren ehemaligen Helfenden pflegen – ein No-Go aus professioneller Perspektive. Dennoch gibt es Beispiele, in denen solche Beziehungen funktionieren. Nichts einzuwenden ist gegen derartige Kontakte, wenn sie durch eine Symmetrie gekennzeichnet sind, bei der beide Seiten ihre Grenzen klar benennen können. Der gemeinsame Weg gleicht dann einem Spaziergang bei gutem Wetter, bei dem ein gegenseitiges Anseilen absurd wirken würde. Wir wissen jedoch auch von Borderline-Betroffenen, die durch Grenzüberschreitungen in professionellen Kontakten sehr verletzt wurden. Es gilt daher, genau zu prüfen, was möglich ist, ohne das Ganze in einer unendlichen Enttäuschung sowohl für die Betroffenen als auch die Helfenden enden zu lassen.
Häufig ist bei Therapieende für beide Seiten ein guter Abschied möglich. Eine Therapeutin berichtet: »Am Ende der Therapie sind wir meist gute Freunde. Aber solche, die sich leicht trennen können. Nicht Freunde, die sich noch weiterhin brauchen, sondern Freunde, die glücklich darüber sind, sich kennengelernt zu haben. Das hat gar nichts zu tun mit Abhängigkeit« (RELLER 2007, o. S.).
Für Marsha M. LINEHAN (1993 a) ist es angemessen, den Kontakt zu den Betroffenen beizubehalten und weiterhin Interesse an ihrem Leben zu zeigen, in einem Maße, wie es Lehrerinnen oder Dozenten bei ihren Schülerinnen oder Studenten tun, die sie bisweilen wiedersehen. Diese Anteilnahme unterscheidet sich deutlich von einer Freundschaft und darf ihrer Auffassung nach nicht verwechselt werden.

Irrtum in Zeit, Ort und Person

Borderline-Betroffene denken im Alltag sehr viel an ihre professionellen Helfenden. In ihrer Vorstellung kreieren sie sich eine Welt, in der diese zu engen Bezugspersonen werden, die sie tagtäglich begleiten. Sie leben das Leben der Helfenden mit und integrieren es in ihren Alltag. Die Freunde ihrer Therapeutinnen und Therapeuten sind in ihrer Vorstellung zugleich die ihrigen und stehen ihnen wohlwollend gegenüber. Die Diskrepanz zur realen Welt macht den Betroffenen erheblich zu schaffen. Sie wissen sich diese nicht zu erklären und verstehen nicht, warum die Therapeutin oder der Pfleger auf einmal auf Abstand geht, obwohl doch ein so enger Kontakt besteht:

- »Die Abhängigkeit von meiner Therapeutin fing mit der ersten freundlichen Antwort auf einen Telefonanruf zu einer probatorischen Sitzung an. Die wochenlange Wartezeit habe ich mit dem Gedanken an die Therapeutin durchgehalten, die Unterstützung versprochen hat, obwohl ich nicht viel mehr Informationen als ihre Stimme hatte. Nach der ersten Sitzung hätte ich niemals Nein gesagt, weil die Beziehung, die ich in meinen Gedanken zu ihr aufgebaut hatte, längst viel zu bedeutsam geworden war, als dass es noch einen Weg hinaus gegeben hätte. Sie war wie eine Mutter, zu der es eine unerklärbare Sehnsucht gab. Egal wie dieses Erstgespräch verlaufen wäre, welche Schwächen und Inkompetenzen ich bemerkt hätte, eine Mutter nimmt man so, wie sie einem an die Wiege gestellt wird.«
- »In Gedanken schleppe ich meine Bezugskrankenschwester immer mit mir herum. Sie ist der wichtigste Mensch in meinem Leben. Ich stelle mir vor, dass sie neben mir herläuft, wenn ich zur Arbeit gehe. In meiner Vorstellung führe ich endlose Gespräche mit ihr, und sie ist Zeugin aller Ungerechtigkeiten, die ich im Alltag erlebe. Wenn ich schlafen gehe, stelle ich mir vor, dass sie auf meiner Bettkante sitzt und einfach für mich da ist. Wenn sie mir am Telefon sagt, dass sie ihren Partner vom Bahnhof abholen müsse, baue ich ihn einfach mit in meine Fantasie ein, obwohl ich ihn gar nicht kenne. Auch er ist dann lieb und geduldig mit mir. In meiner Vorstellung kreist das Leben meiner Krankenschwester darum, mich zu versorgen. Wenn sie jedoch wirklich da ist, in ambulanten Kontakten, ist sie mir unendlich fremd, und ich weiß nicht, was ich ihr erzählen soll, denn ich habe doch das Gefühl, dass sie alles miterlebt hat. Auch verstehe ich die plötzliche Distanz zwischen uns nicht – in der Vorstellung ist sie doch so vertraut, nah und liebevoller als während unserer Treffen.«

Fragt man bei den Betroffenen genauer nach, so berichten einige, dass sie dieses Muster seit ihrer Kindheit kennen. So erzählt eine Betroffene, sie habe sich bereits in der Grundschule eine Lehrerin ausgesucht, die genau diese Funktion für sie hatte. Eine andere erinnert sich, dass eine Chorleiterin für sie zur wichtigsten Person geworden sei. Sie habe buchstäblich körperlich mit ihr mit gelitten und sich unendliche Sorgen gemacht, als diese wegen einer schweren Erkältung fernblieb.

In den Beschreibungen dieser Beziehungen ist häufig die Rede von:

- Traumeltern, die sich die Betroffenen immer gewünscht haben;
- Elternteilen, mit denen sie etwas anfangen können;
- dem Gefühl, Tochter/Sohn desjenigen zu sein, der so wichtig ist;
- dem Gefühl einer besonderen Art von Verliebtheit;
- Rettern, die erkennen, wie sie leiden, und sie unter ihre Fittiche nehmen und mit unendlich viel Fürsorge die vielen dunklen Stunden gutmachen wollen.

Die Beschreibungen haben gemein, dass Betroffene von ihren Helfenden in einer Art berichten, als wären sie Familienangehörige, und genau diese Parallele ziehen. Das Helfersystem wird zur Familie, die Klinik oder das Wohnheim zum scheinbar endgültigen Zuhause. Es entsteht ein Gefühl der Zugehörigkeit zu einer Gruppe oder einer Einzelperson, das ihnen Sicherheit bietet. Die zeitliche Begrenzung von therapeutischen Kontakten und Klinikaufenthalten wird dabei zur Bedrohung. So ist der Verlust der Fachperson und der psychiatrischen Einrichtung für die Betroffenen gleichzusetzen mit dem Verlust eines Elternteils, der Familie oder des Zuhauses. Erwachsen- und Unabhängigsein ist für sie zu diesem Zeitpunkt nicht mehr vorstellbar.

Die besondere Bedeutung der Helfenden scheint sich aus einem Irrtum in Zeit, Ort und Person zu ergeben. Tiefenpsychologisch orientierte Therapieansätze bezeichnen diesen Irrtum als Übertragung und verstehen darunter einen Rückgriff auf frühere Beziehungserfahrungen. Unbewusste, oftmals verdrängte Gefühle, Erwartungen und Wünsche werden auf neue soziale Kontakte abgebildet. Manche Therapieansätze machen sich dies zu eigen und nutzen diesen Vorgang bei ihrer Arbeit mit Betroffenen. Die vom Therapeuten wahrgenommenen Gefühle werden beispielsweise als Projektion verstanden und im Therapiegespräch thematisiert, sodass es für die Patientinnen und Patienten möglich wird, frühere Beziehungsmuster zu durchschauen und Handlungsalternativen zu erarbeiten. Andere Ansätze unterbinden die Übertragung und vermitteln alternative Wege, um die Eigenständigkeit der Betroffenen zu stärken.

Die Einbildung wichtiger Personen hat vielen Betroffenen dabei geholfen, den Alltag in ihrer Kindheit zu ertragen. Auch im Erwachsenenalter ist es bisweilen hilfreich, sich eine begleitende Person an seiner Seite vorzustellen, die Trost spendet und einen unterstützt. Häufig passiert jedoch auch das, was viele Selbsthilfeversuche kennzeichnet: Strategien, die früher hilfreich waren, werden im Erwachsenenalter zum Problem.

So empfinden es viele Betroffene als quälend, welchen besonderen Platz die betreuende Person in ihrem Leben einnimmt. Ihre Gedanken im Alltag kreisen ständig um diese Person. Zwischen den einzelnen Therapiesitzungen oder in Zeiten der Abwesenheit, z. B. nach Dienstschluss, besteht sie jedoch nur als ein Bild und nicht als die reale Person, die den Betroffenen aus ihrer Therapie vertraut ist. In mühevoller Kleinarbeit versuchen die Betroffenen, alles über das Leben der Fachperson herauszufinden, und verbringen Stunden vor dem Internet. Sie suchen Orte auf, an denen der für sie so wichtige Erzieher oder die Krankenschwester ihre Kindheit verbracht und die Ausbildung oder das Studium absolviert hat. Dabei werden sie immer von der Hoffnung getragen, die (angenommenen) Erwartungen der Fachperson erfüllen zu können und eine Spur zu finden, die eine Verbindung zu ihr herstellt und Zugehörigkeit ermöglicht. Nicht selten ist die gedankliche Verbindung ein Schutzmechanismus vor Dissoziation, wenn die Angst im Alltag zu groß ist. Unter Dissoziation (siehe auch S. 65) wird ein Zustand verstanden, in dem Gefühle, Gedanken und Wahrnehmungen getrennt sind, die normalerweise gleichzeitig erlebt werden: wie wenn wir ein fesselndes Buch lesen und die Welt um uns herum vergessen.

Mit einem Berg an Informationen, bestehend aus privaten Telefonnummern, Zeitungsartikeln, Adressen, Fotos und Wissen über private Details, versuchen Betroffene, einen Kontakt zu ihren Helfenden herzustellen. Die Frage, wie dies am besten gelingt, stellt sie vor große Herausforderungen. So stehen sie bisweilen im Türrahmen des Dienstzimmers ihres Betreuers oder sitzen in der Therapie vor ihrer Therapeutin und wissen nicht, was sie sagen sollen. Die leiseste Andeutung einer persönlichen Erfahrung vonseiten der helfenden Person wird in ein Raster eingeordnet, das die zusammengesuchten Informationen gliedert. Jeder Tipp und jede Idee, die von der Fachperson entwickelt wird, wird auf die Verbindung zu ihrem Privatleben hin gescannt und als bedeutsam oder unwichtig eingeschätzt. Immer jedoch schwingt bei den Betroffenen die Angst mit, sich zu verraten oder in einem Nebensatz versehentlich zu offenbaren, wie groß das heimliche Wissen über die helfende Person ist. Auch besteht die Versuchung, zu testen, wie

belastbar die Grenzen der Beziehung sind, indem kleine Bruchstücke des Wissens präsentiert werden.
Einige Betroffene strukturieren ihren gesamten Tagesablauf nach ihren professionellen Helfenden. Telefonzeiten oder Termine werden zu Highlights im Alltag, ermöglichen sie doch eine reale Kontaktaufnahme. Alle anderen Dinge, wie beispielsweise ein lang geplantes Treffen mit der besten Freundin, werden diesen Möglichkeiten untergeordnet. Schon eine andere Fachperson als diejenige, die sie normalerweise zu einem Termin bringt, kann zu einer inneren Katastrophe führen: Haben sie doch ihre ganze Energie auf die Begegnung mit dieser Person verwendet, die durch keine andere ersetzt werden kann. Die Orientierung an den Helfenden geht bisweilen sogar so weit, dass berufliche Schritte nicht unternommen werden, weil sie mit dem Zeitangebot der Therapiesitzungen, mit den Praxiszeiten oder den Schichtdiensten der Helfenden nicht in Einklang zu bringen sind. Auch werden Rehabilitationsmaßnahmen abgelehnt, um die Zuständigkeit der Betreuenden zu wahren.
So berichtet eine Betroffene, dass sie nach einem Klinikaufenthalt in die von ihrem Heimatort weit entfernte Stadt gezogen sei, in der die Klinik liege, um in der Nähe ihrer Therapeutin bleiben zu können. Sie habe dafür ihr gesamtes soziales Umfeld hinter sich gelassen und ihren Studienplatz gewechselt. Eine andere Betroffene tritt eine medizinische Rehabilitation aus dem Grunde nicht an, weil ihr Betreuer dann nicht mehr für sie zuständig und ihr dieser Kontakt wichtiger sei. Die Betroffene erklärt indes: »Wenn ich das meinem Betreuer erzählen würde, dann würde er Angst bekommen, und ich weiß nicht, was dann passieren würde.« So bleibt ihr geheimes Wissen unausgesprochen. Dennoch wissen professionell Helfende darum.
In der DBT wird dieses Verhalten als »Verhaltensweisen, die den Therapeuten überfordern« (Bohus 2002, S. 40), beschrieben. Besonders extreme Beispiele sind Hausbesuche bei den Therapeutinnen und Therapeuten und Kontaktaufnahme mit deren Familie. Während eine Vermischung von therapeutischem Kontakt und Familienleben des Therapeuten im Film *Was ist mit Bob?* (Oz 1991) komisch wirkt, zeigt sich im Alltag, dass sowohl Betroffene als auch Behandelnde und ihre Angehörigen unter derartigen Grenzüberschreitungen erheblich leiden.
Um den hohen Stellenwert der Fachleute verändern zu können, gilt es, die Muster zu ergründen, die zu dieser hohen Bedeutung bei den

Betroffenen geführt haben und die vermutlich bei den meisten Betroffenen von Kindheit an bestehen. Das »Gefühl der Abhängigkeit« scheint eng mit dem »Gefühl der Nichtexistenz ohne ein fürsorgliches Gegenüber« verbunden zu sein. Unserer Erfahrung nach lohnt es sich, Betroffene darin zu unterstützen, die eigenen Muster zu erkennen und zu verstehen, um unabhängiger von der Hilfe durch Fachleute und professionelle Einrichtungen zu werden. Die Bedeutung der Helfenden schrumpft zudem, wenn es gelingt, soziale Beziehungen zu knüpfen, die ein Mittel gegen Einsamkeit sein können.

In diesem Buch geht es nicht darum, dieses Verhaltensmuster zu bewerten, denn es hat sich bei allen Betroffenen aus einer großen inneren Not heraus gebildet und nicht, um die Therapeutinnen und Therapeuten absichtlich zu ärgern. Auch glauben wir, dass der besondere Stellenwert der Helfenden zugleich Chancen beinhaltet: Bisweilen ist es hilfreich, wenn Fachleute eine Zeit lang als Modelle fungieren. So können sie Betroffenen vorleben, wie man durch ein besonderes Interesse für eine Sache Kontakte zu anderen Menschen aufnehmen kann. Betroffene probieren Dinge aus, die sie sonst nie getestet hätten. So beschreibt eine Bewohnerin, dass ihre Wohnbetreuerin in einer ihrer Sitzungen erzählt habe, dass sie nach dem Dienst zum Yogakurs gehe. Obwohl die Bewohnerin diese Freizeitbeschäftigung einzig und allein interessant fand, weil sie sie mit ihrer Wohnbetreuerin in Verbindung brachte, meldete sie sich zu einem Yogakurs an. Dort habe sie zwar nicht ihre Wohnbetreuerin getroffen, aber über diesen Kurs nette Leute kennengelernt und so eine Freizeitbeschäftigung gefunden, die ihr guttue.

Wenn die Abhängigkeit von Fachleuten dazu führt, dass die Betroffenen feststellen: »Ich finde meinen Erzieher toll, und wenn ich möglichst viele Dinge mache, die er auch macht, kann ich mich vielleicht auch irgendwann gut finden«, so ist dies eine Richtung, in die es sich lohnt weiterzudenken. Die Vorbildfunktion der Helfenden kann bisher nicht formulierte Ziele entstehen lassen. Auf dem Weg zu diesen Zielen eignen sich die Betroffenen neue Kompetenzen und wertvolle Erkenntnisse an, die ihnen dabei helfen, ihre eigene Persönlichkeit auszubilden und zu stärken.

Das ist keinesfalls als Aufforderung zu verstehen, mit den Patientinnen und Patienten sämtliche privaten Unternehmungen durchzusprechen. Dahinter steht eher die Idee, in passenden Situationen Beispiele zu nen-

nen. Sehr wahrscheinlich ist es für Borderline-Betroffene einladender, wenn man sagt: »Ich habe vor einiger Zeit angefangen, Spanisch zu lernen, und ich weiß, wie viel Disziplin es braucht, die Vokabeln einzustudieren, aber es macht Spaß«, als »Machen Sie doch mal einen Sprachkurs, das ist eine gute Gelegenheit, Leute kennenzulernen«. Hilfreich ist folgendes Gedankenspiel: Überlegen Sie sich, wie Sie einem Bekannten eine Sache vermitteln würden, ohne dabei gleich alles von sich preiszugeben.

Verstehen, was passiert

Die Wichtigkeit der Helfenden für die Betroffenen äußert sich also durch bestimmte Verhaltensmuster, die für außenstehende Personen gut zu erkennen sind. Die Ursachen für die Entstehung liegen jedoch nicht sichtbar unter der Wasseroberfläche. Selbst die Betroffenen wissen nicht, wie es dazu kam, und können die Gründe ohne Hilfe selbst nicht erschließen. Um ihr Verhalten in angemessenere Bahnen zu lenken und ihnen auf diese Weise ihre Unabhängigkeit ein Stück weit zurückzugeben, ist es wichtig, die Ursachen zu erkennen und zu verstehen, was passiert. Schauen wir uns daher einmal genauer an, wie es dazu kommen kann, dass Fachleute einen so wichtigen Platz im Leben der Betroffenen einnehmen.

Rückgriff auf vertraute Muster: Nicht selten setzen Menschen mit Borderline vertraute Muster ein, um die Angst vor Einsamkeit zu reduzieren. Hierbei greifen sie meist unbewusst auf frühere Erfahrungen zurück und übertragen diese auf neue soziale Kontakte. Die Verantwortung dafür den Betroffenen allein zu geben – wie es häufig passiert –, scheint uns aus zwei Gründen ungerecht: Zum einen handelt es sich um ein Überlebensmuster, das erst durch eine geeignete Strategie ersetzt werden muss. Zum anderen sind die professionell Helfenden mindestens gleichermaßen an der Gestaltung des Prozesses beteiligt wie die Patientinnen und Patienten. Explizit ausklammern müssen wir an dieser Stelle das Thema Missbrauch in Therapie und Betreuung.

Distanzierende Beziehungen: Ein weiteres Motiv sind die bereits genannten distanzierenden oder gar missbräuchlichen Beziehungen, mit denen Menschen mit Borderline aufgewachsen sind. In ihrem bisherigen Leben haben Betroffene keine oder nur wenige Beziehungen erlebt, in denen wertschätzend mit ihrer Person umgegangen wurde. Eine solche

Beziehung erhält für sie einen unschätzbar hohen Wert, und die Person wird zur wichtigsten Person in ihrem Leben, die den Alltag bereichert und sie vor dem Alleinsein rettet. Auch haben viele Betroffene nicht gelernt, wie sie ihre Freizeit gestalten können, um neue Kontakte zu knüpfen. Die Bedeutung des Modellcharakters, die die therapeutische Beziehung für »normale und adäquate« zwischenmenschliche Kommunikation darstellt, beschreibt Martin Bohus (2002, S. 41) wie folgt: »Das heißt, Borderline-Patientinnen müssen lernen, ihre Therapeuten so zu behandeln, daß diese gerne mit ihnen arbeiten.« Betroffene müssen verstehen, dass »es keine bedingungslose Zuneigung oder Liebe gibt, daß auch der hilfsbereiteste Mensch unter bestimmten Umständen dazu neigt, die Hilfe zurückzuziehen«.

Zugleich müssen sich aber auch die Behandelnden vergegenwärtigen, dass »bedingungslose Liebe und Zuneigung eine wünschenswerte Illusion darstellen und dass alle Verhaltensweisen ihrerseits, diese Illusion zu nähren, zu pathologischen Verhaltensmustern bei der Patientin führen werden. Einer der häufigsten Fehler der Therapeuten liegt darin, ein sehr langes Fehlverhalten der Patientin wohlwollend zu tolerieren, um schließlich ›umzukippen‹ und die Patientin hart zu korrigieren oder anzugreifen« (Bohus 2002, S. 41).

Sehr vielen Betroffenen gelingt es, sich so zu verhalten, dass Fachleute gern mit ihnen arbeiten. Ebenso häufig ist aber leider auch von abrupten Zurückweisungen durch die Fachleute zu hören, die für die Betroffenen vielfach schwer nachzuvollziehen sind und für sie großen inneren Schmerz bedeuten:

- »Meine Sozialarbeiterin hat mit mir vereinbart, dass ich ihr jederzeit eine SMS schicken kann. Am Anfang habe ich immer sehr schnell eine Antwort bekommen. Mit der Zeit hat sich das, wie jede andere Unterstützung auch, abgenutzt. Heute kommt eine Antwort oft erst am nächsten Tag oder überhaupt nicht. Jede Stunde, die ich warten muss, ist mörderisch quälend. Mein Gefühl der Einsamkeit wird unerträglich. Ansprechen kann ich das nicht, denn dann wird sie mir womöglich jeglichen SMS-Kontakt verbieten, das könnte ich erst recht nicht ertragen. Mittlerweile sind diese SMS eine Form der Selbstschädigung für mich geworden, weil ich weiß, welches Leiden das Warten bedeutet.«
- »Letztes Jahr ist meine Therapeutin in Rente gegangen, vorher war ich über zwanzig Jahre bei ihr in Therapie. Bereits drei Jahre vor ihrer Be-

rentung habe ich mir viele Gedanken gemacht, wie es sein wird, wenn sie nicht mehr arbeitet. Wir haben das Thema Abschied niemals wirklich besprochen. Sie hat gesagt, dass unser Kontakt auf einer anderen Ebene weitergehen wird. Jetzt putze ich bei ihr die Wohnung und sehe sie so immer wieder. Die Beziehung ist aber nicht mehr so wie früher, auch wenn wir mal miteinander reden. Ich wünschte, ich hätte den Kontakt einfach ganz abgebrochen, dann würde es mir vielleicht jetzt besser gehen.«

Gemeinsame Verstrickung: In solchen Situationen ist es nicht ergiebig, die Schuldfrage zu stellen. Auch Helfende machen Fehler. Diese passieren nicht selten in allerbester Absicht und zunächst, ohne es zu merken. Bisweilen gelingt es Fachleuten und Betroffenen gemeinsam, die Ursache für das Misslingen zu klären. Oft scheint es eine gemeinsame Verstrickung zu sein, die sich für beide Seiten unbemerkt und viel schneller als gedacht entwickelt hat. Eine Betroffene berichtet:

» Irgendwann sind die Grenzen verschwommen, meine Krankenschwester hat mich aus verschiedenen Situationen ›gerettet‹. Die Beziehung wurde immer wichtiger für mich. Irgendwann hat sie dann für sich klarbekommen, dass die Grenzen verwischt waren. Von beiden Seiten. Wir haben das besprochen und neue Regeln aufgestellt. Am Anfang war ich total wütend. Heute bin ich froh darum, ich fühle mich ihr nicht mehr ausgeliefert. Mein Leben dreht sich nicht mehr nur um sie. «

Existenzielle Abhängigkeit: Der Wunsch nach Traumeltern und der dahinter zu vermutende Wunsch nach Zugehörigkeit ist ein weiteres Motiv, wie es zu der Abhängigkeit von Fachleuten kommen kann. In psychoanalytischen Therapieansätzen wird der Irrtum in Zeit, Ort und Person als Übertragung verstanden (siehe auch S. 89). So ist es möglich, dass eine helfende Person in die Position einer wichtigen Bezugsperson rückt und stellvertretend ihre Funktion einnimmt. Betroffene fühlen sich von ihr existenziell abhängig und ihr Leben liegt scheinbar in deren Händen.

Oft liegt dieser Zusammenhang für die Betroffenen nicht klar auf der Hand, lediglich die damit verbundenen Gefühle werden als existenziell bedeutsam wahrgenommen:

- »Ich weiß, es ist schlimm, aber ich habe echt gedacht, ich wäre etwas Besonderes für Sie, habe mich ein bisschen adoptiert gefühlt. Und jetzt scheint alles vorbei, und ich weiß nicht, was ich machen soll. Ich bin sehr traurig. Es ist, als ob ich meine Mutter zum zweiten Mal verliere. Warum haben Sie mich nicht mehr gerne? Was mache ich denn nur falsch? Warum werde ich dafür bestraft, wenn es mir besser geht? Ich freue mich immer so auf unsere Treffen. Eine Stunde ganz für mich. Doof ist nur, wenn ich dafür extra Probleme ›basteln‹ muss, um kommen zu dürfen.«

- »Meine Therapeutin hat mich neulich gefragt, in wessen Schuhe ich sie gerade stecke. Ich konnte das nicht sagen, aber ich habe mich unendlich klein und hilflos gefühlt und sie als so groß erlebt. Als sie ganz klar gesagt hat, dass sie nicht meine Mutter ist, hat mir das völlig den Boden unter den Füßen weggezogen. Natürlich wusste ich das vom Verstand her auch vorher, aber mein Gefühl ist an dieser Stelle nicht mehr mitgekommen. Ich bin nach Hause gefahren und habe stundenlang geheult. Ich habe sie dafür gehasst. Mit dieser Aussage hat sie mir noch mal die Mutter genommen, die ich verloren hatte. Es tut immer noch weh, aber jetzt können wir an dem Verlust arbeiten. Seitdem habe ich nicht mehr durchgängig das Gefühl, von meiner Therapeutin abhängig zu sein, auch wenn es immer wieder da ist.«

Es ist wichtig, dass die Betroffenen diesen Vorgang verstehen, um ihnen eine erneute traumatische Situation zu ersparen. So warnt Monika Reller (2006, o. S.): »Wenn wir [die Therapeutinnen und Therapeuten] solche Projektionen nicht klären, bleiben wir in den Schuhen von jemand anderem, von Eltern oder von Lehrern. Das kann zu Missallianzen führen und zur Wiederholung des Traumas.« Es geht dabei nicht darum, dass etwas nicht mehr sein darf. So ist es keine Unart, die Therapeutin oder den Therapeuten als eine bedeutende Person wahrzunehmen. Die Herausforderung liegt vielmehr darin, gemeinsam herausfinden, »in wessen Schuhe« die Betroffenen die helfenden Personen gerade stecken. Nur dann können sie es schaffen, sich im Alltag unabhängiger zu fühlen.

Sog der Regression: Viele Betroffene berichten, dass sie im Kontakt mit Fachleuten immer wieder in einen Sog der Regression geraten. In ihren inneren Bildern erleben sie die Krankenschwester als die tröstende Mutter oder den Erzieher als den beschützenden Vater. Sie selbst sehen sich als handlungsunfähiges Kind. Es gilt den Patientinnen und Patienten zu vermitteln, dass diesem Bild ein Irrtum über Kinder oder eher Kindsein zugrunde liegt: »Es ist irrig zu meinen, regressiv heiße, so sein zu wollen wie ein Kind. Kinder sind nie regressiv. Als kleine Kinder haben wir alle uns einmal gewünscht, groß, stark und autonom zu werden, und wir haben große Anstrengungen gemacht, um in diese Richtung zu wachsen. Regressiv zu sein heißt, sich in Richtung ›klein und ohnmächtig‹ zu bewegen. [...] Kein natürliches Lebewesen würde sich so etwas antun« (Reller 2007, o. S.).

Wenn Betroffene sich wünschen, noch einmal Kind sein zu dürfen, ist das so gesehen sogar eine gute Basis für den gemeinsamen Erfolg in der Arbeit – solange Kindsein für eine Atmosphäre von Sicherheit und Geborgenheit steht, die im Rahmen der professionellen Begleitung entsteht und ein Wachsen und zunehmende Selbstständigkeit ermöglicht. Eine Betroffene schreibt:

» Ich denke, es dauert einfach seine Zeit und kann nur Schritt für Schritt gehen. Ich fange nach vielen Jahren Therapie eigentlich erst jetzt an, therapeutisch an mir zu arbeiten. Mir neue Schritte zuzutrauen. Andere Kinder hatten Jahre, um groß zu werden, und wir können das doch dann nicht im Schnelldurchlauf schaffen. «

Nicht selten haben Betroffene Probleme, sich ihr »›inneres Bild‹ des Therapeuten zu vergegenwärtigen« (Bohus 2002, S. 23). Dieses Phänomen wird in der Psychoanalyse als mangelnde Objektkonstanz bezeichnet. In Therapien hat es sich bewährt, den Betroffenen Objekte mitzugeben, die sie an die helfende Person erinnern. Dies kann ein Foto sein, ein Plüschtier oder eine Audioaufnahme, auf der die Stimme des Therapeuten zu hören ist. Wichtig ist, dass die Betroffenen die Objekte mit ihren Sinnen spüren und somit »greifen« können (ebd.). Diese Erinnerungsbrücken hüten sie wie einen kostbaren Schatz. Denn anders als die heimlichen Informationen oder das innere Bild sind solche Gegenstände eine wirkliche Verbindung zu ihren Helfenden. So wie Kinder einen Teddybären haben, der die Verbindung zur Mutter herstellt, kann ein kleiner Stein, den die Bezugserzieherin vielleicht von irgendeinem Strandurlaub mitgebracht hat, eine Zeit lang die Verbindung zu ihr sein und später als schöne Erinnerung an eine wichtige Zeit auf der Fensterbank liegen.

Manchmal passiert so etwas fast beiläufig. So berichtet eine Ergotherapeutin, ihre Patientin habe sich ein kleines Stofftier aus der Praxis ausgeliehen. Zu ihrem Erstaunen habe sie in der Folgewoche ein anderes Stofftier als Ersatz mitgebracht, das nun erst einmal die »Energie der Praxis tanken solle«. Die beiden haben vereinbart, dass die Patientin das Stofftier dann wieder mitnehmen darf, wenn sie meint, dass es genug Energie getankt hat. Wahrscheinlich wird mit so einer Geste nicht automatisch das Sammeln von Informationen aufhören und die Belastung durch die permanente Beschäftigung mit der als so wichtig empfundenen helfenden Person. Es kann aber ein erster Schritt sein, sich dem Thema Verlustangst und Unabhängigkeit vorsichtig zu nähern. Das Wissen darum, dass da jemand ist und der Kontakt bestehen bleibt, auch wenn die Person gerade außer Sicht- und Hörweite ist, ist für Borderline-Betroffene überlebenswichtig. An Fachleuten kann das geübt werden. Dies zu üben ist jedoch für beide Seiten eine große Herausforderung. Bisweilen klappt es nicht auf Anhieb, wie es im Lehrbuch steht, oder die Betroffenen müssen sich häufiger rückversichern, als die Fachleute angenommen haben. Auch verstehen gelegentlich die Helfenden nicht so schnell, wie existenziell das Gefühl ist, von allem abgetrennt zu sein, und wie groß sich die damit verbundene Angst für ihre Patientinnen und Patienten anfühlt. Für beide Seiten gilt daher: ausprobieren, dranbleiben und üben, üben, üben.

Anregungen zur Reflexion

Mögliche Fragen an Sie selbst:

- Haben Sie schon einmal erlebt, dass Sie für eine Borderline-Patientin oder einen -Patienten besonders wichtig waren? Woran haben Sie das bemerkt?
- Wie ging es Ihnen damit?
- Welche Gefühle hat das bei Ihnen ausgelöst?
- Wie wäre es für Sie, wenn Sie feststellen würden, dass Ihre Klientin oder Ihr Klient ein Bild von Ihnen aus dem Internet heruntergeladen hat und auf dem Handy immer bei sich trägt?
- Wie gehen Sie mit Urlaubszeiten um? Was passiert, wenn Sie ankündigen, dass Sie in den Urlaub gehen? Wie ist die Beziehung, wenn Sie aus dem Urlaub zurückkommen?
- Haben Sie Betroffenen schon einmal Dinge zur Erinnerung an die Zuverlässigkeit Ihres Arbeitsbündnisses mitgegeben? Welche? Was würde sich dafür eignen?
- Was aus dem Bereich Ihrer Hobbys und Freizeitbeschäftigungen könnte eine Vorbildfunktion für Betroffene haben? Würden Sie sich in Ihrer Freizeitgestaltung eingeschränkt fühlen, wenn Sie Betroffenen von Ihren Aktivitäten erzählen würden? Was können Sie tun, um Ihren Freizeitbereich zu schützen?

Grenzen

Im Umgang mit Borderline-Erkrankten ist eine weitere Form der Grenzüberschreitung zu beobachten. So verdeutlicht das folgende Beispiel, wie eine Bewohnerin einer stationären Einrichtung für psychisch erkrankte Jugendliche ihrer Betreuerin zu nahe kommt, indem sie sie oberflächlich betrachtet beleidigt und beschimpft. Bei genauerem Hinsehen zeigt sich, dass beide Seiten zur Eskalation der Situation beitragen.

→ Beispiel **»Wer begleitet mich denn jetzt?«**

Mittagessen in der Gruppe. Es ist eigentlich relativ ruhig, alle scheinen zufrieden mit dem Essen zu sein – zumindest gibt es keine Beschwerden und keine Streitereien. Ich selbst sitze, gemeinsam mit einer Kollegin, mit am Tisch. Die Gespräche drehen sich um Organisatorisches und Belanglosigkeiten: »Ich bin heute nicht dran mit Küchendienst.« »Bist du doch nie.« »Heute war es in der Schule langweilig.« »Ich muss gleich noch zum Arzt, wer begleitet mich denn?«
(Pause)
»Hallo, hören Sie nicht, wer begleitet mich denn jetzt? Ich kann nicht allein fahren, und Herr Schulz ist krank, der sollte mich ja eigentlich begleiten; ansonsten akzeptiere ich ohnehin nur Frau Schmidt«, durchbricht eine Bewohnerin plötzlich mit deutlich erhobener Stimme das kommunikative Einerlei am Mittagstisch.
»Ist doch kein Grund, so laut zu werden! Ich werde dich begleiten, da Herr Schulz, wie du sagtest, krank ist und Frau Schmidt bereits einen anderen Termin wahrnehmen muss«, insistiert meine Kollegin.
»Nee, mit Ihnen fahr ich nicht, da hab ich keinen Bock drauf, wie gesagt, nur mit Herrn Schulz oder Frau Schmidt!«
»Jetzt pass mal auf, das ist kein Wunschkonzert hier, du fährst mit mir!«, legt meine Kollegin fest – mittlerweile auf gleichem Lautstärkelevel wie die Bewohnerin.
»Boah, du fette Kuh, verstehst du das nicht? Mit dir geh ich nicht vor die Tür – is‘ ja voll peinlich!«
»Sei froh, dass mit dir überhaupt jemand fährt! Ich bin ja eigentlich auch kein Fahrdienst!«
Auf das »fette Kuh« geht die Kollegin nicht ein, aber ich meine, sie leicht beeindruckt zu sehen.

»Boah, Herr Herrmann, sagen Sie doch mal was. Wir sind doch alle hier, um uns zu stabilisieren und mehr Selbstbewusstsein zu entwickeln – wie soll das gehen, wenn ich mich schämen muss vor anderen Leuten, weil ich von so einer fetten, alten Frau begleitet werde, die fettige Haare hat und nach Schweiß und Nikotin stinkt? Und die braungelben Rauchergriffel erst mal – bah! Voll eklig!«
Die Kollegin wirkt nun deutlich angezählt, da die Bewohnerin zwar ein übertriebenes und beleidigendes Bild von ihr zeichnet, aber tendenziell ihre Schwachstelle offenlegt.
»Lass Herrn Herrmann mal da raus, das ist eine Sache zwischen uns. Ich will einfach nicht, dass du so mit mir redest, sonst kannst du gleich die Bahn nehmen!«, antwortet meine Kollegin, bevor ich etwas sagen kann.
»Ja, ja, mehr fällt dir wohl nicht ein, du gouvernantenhafte, fette, alte Jungfer!«
Meiner Kollegin steigt offensichtlich das Blut in den Kopf, und sie entgegnet: »Na ja, immer noch besser, als jede Woche 'nen Neuen zu haben.«
»Bist wohl neidisch, nur weil dich schon lange keiner mehr richtig durchgebumst hat! Wie denn auch? Selbst wenn einer – wahrscheinlich volltrunken – seinen Ekel überwinden würde, bei so einer weiß man doch gar nich', wo vorne und hinten sein soll ... na ja, im Zweifelsfall immer der Nase nach ...«
Meine Kollegin ringt sichtlich um Fassung. Gerade als ich ansetze einzugreifen, bemerkt meine Kollegin dies und winkt ab, nach dem Motto: Da muss ich allein durch.
»So, mir reicht es jetzt, ich muss mich nicht beleidigen lassen. Du kannst jetzt mit der Bahn fahren, mit dir möchte ich nämlich auch nicht in einem Auto sitzen! Dein Niveau ist wirklich atemberaubend niedrig, hätt ich gar nicht gedacht!«
»Niveau, Niveau, musst du gerade sagen ... Wenn du 'n Gebäude betrittst, sackt das dann auch auf 'n ganz tiefes Niveau ab. Dabei haben wir hier doch genügend Bergschäden, da brauchen wir nicht auch noch so 'n fettes Irgendwas ... wobei mir gerade dabei die Idee mit dem Irgendwas kommt. Is' es eigentlich gesichert, was du überhaupt bist? Mir is' das nämlich nich' so klar. Du musst dich bestimmt auch morgens rasieren, und ich mein jetzt nicht untenrum ... Kannst es dir vielleicht auch mit dir selbst machen, hast du deshalb keinen Mann?«

Das war das Ende der Kommunikation. Meine Kollegin steht mit den Worten auf: »Das muss ich nicht haben«, die Stimme wut- und tränenerstickt und verlässt die Küche.
Auch die Bewohnerin steht auf und faucht in die Runde: »So, wenn ich mich jetzt ganz tief schneide, dann ist dieses beschissene Heim mit seinen ekligen Mitarbeitern und voll kranken Bewohnern daran schuld ...! Aber immerhin, die alte Fotze, oder was das sein soll, hab ich kleingekriegt.«
Ihr nicht ganz geleerter Teller fliegt abschließend in Richtung Spüle, über der er an der Wand zerschellt.
Ich bleibe etwas verdattert und betreten zurück. Gemeinsam mit den nicht minder verdatterten am Tisch verbliebenen Bewohnerinnen und Bewohnern ... ×
Was passiert in diesem Beispiel? Die Ausgangssituation wirkt auf den ersten Blick vollkommen normal. Bewohnerinnen, Bewohner und Mitarbeitende sitzen gemeinsam beim Mittagessen. Das Ganze erinnert an eine familiäre Situation. Die Jugendlichen unterhalten sich über ihren Tag, die Schule und noch anstehende Pflichten. Soweit also eine ganz alltägliche Szene, an der nichts Ungewöhnliches zu erkennen ist. Dann aber fragt eine Bewohnerin mit erhobener Stimme, wer sie nun zum Arzt begleite, weil der dafür vorgesehene Mitarbeiter krank sei. Wieso wird sie dabei so laut?
Es scheint, als habe sie das Gefühl, sich nur auf diese Weise bemerkbar machen zu können, um ihr Bedürfnis, zum Arzt begleitet zu werden, mitzuteilen. Hinter ihrem Wunsch steckt jedoch viel mehr, als auf den ersten Blick zu vermuten ist. So fügt sie hinzu, dass sie nicht allein fahren könne. Dieser Umstand scheint ihr große Sorgen zu bereiten, und es sieht so aus, als fühle sie sich ein Stück weit von der Begleitung durch Mitarbeitende abhängig.
Beides, sowohl der Eindruck, nicht gehört oder gesehen zu werden, als auch die Angst, als abhängige Person ein wichtiges Bedürfnis nicht erfüllt zu bekommen, werden für die Bewohnerin keine neuen Erfahrungen sein. In ihrer Kindheit ist ihr vermutlich die Empathie wichtiger Personen versagt geblieben. Frühe Bezugspersonen haben sich in die kindlichen Bedürfnisse nicht hineinversetzen können, sie nicht befriedigt und sich wahrscheinlich nicht an ihrem Kind erfreuen können. Diese Fähigkeit ist jedoch für die frühkindliche Entwicklung von zentraler Bedeutung. Heinz Kohut (1973, S. 141) hat dafür das schö-

ne Bild vom »Glanz im Auge der Mutter« geprägt. Um ein gesundes Selbstwertgefühl entwickeln zu können, ist diese Erfahrung wesentlich. Nun ist die Bewohnerin kein völlig abhängiges Kleinkind mehr. Ablehnung und Frustration führen jedoch schnell dazu, dass ein solches Erleben reaktiviert wird.

Zurück zu unserem Beispiel: Auf das Lautwerden der Bewohnerin reagiert die Mitarbeiterin eher sachlich. So sagt sie, dass dies kein Grund sei, die Stimme zu erheben, und sie sie anstelle des vorgesehenen Betreuers begleite. Die emotionale Situation der Bewohnerin lässt sie unberücksichtigt.

Es kommt zu einer Kettenreaktion, bei der sich die Situation weiter zuspitzt: Ihre sachliche Haltung löst bei der Bewohnerin Ablehnung aus, sie habe keinen Bock, sich von der Mitarbeiterin begleiten zu lassen. Die Mitarbeiterin fühlt sich von dieser Äußerung selbst abgelehnt und reagiert erneut versagend. Sie wird ebenfalls laut und stellt klar, dass die Bewohnerin mit den anwesenden Mitarbeitenden vorliebnehmen müsse und keine Entscheidungsvollmacht habe. Dies verstärkt bei der Bewohnerin das Gefühl der Abhängigkeit. Sie wird nun erst recht ärgerlich und beschimpft die Mitarbeiterin sehr persönlich als fette Kuh. Diese bemüht sich um eine vermeintlich professionelle Haltung, indem sie das Schimpfwort ignoriert und sich indirekt gegen die Ablehnung mit den Worten »Ich bin ja eigentlich auch kein Fahrdienst« zur Wehr setzt. Die Bewohnerin wendet sich daraufhin an den »neutralen« Dritten, den sie jedoch nur benutzt, um die Mitarbeiterin gezielt und sehr persönlich weiter zu beleidigen und zu beschimpfen. Mit ihrer Äußerung trifft sie eine sehr empfindliche Stelle der Mitarbeiterin – ob dies absichtlich geschieht, sei dahingestellt. Die Mitarbeiterin ist verletzt.

Nun hat die Mitarbeiterin mehrere Möglichkeiten, mit der Kränkung umzugehen: Sie kehrt der Bewohnerin den Rücken zu, zieht sich zurück und bricht den Kontakt zu ihr ab – was in diesem Setting eher schwierig ist –, reagiert mit Selbstmitleid, nimmt die Opferrolle an und lebt mit den seelischen Schmerzen, an die sie immer wieder erinnert wird. Oder aber sie macht die Auseinandersetzung zu ihrem »Kampf« und versucht, der Bewohnerin Gleiches anzutun. Die Mitarbeiterin entscheidet sich für letzteren Weg, verweigert dem »neutralen« Dritten eine Einmischung und begibt sich auf das Niveau der Bewohnerin. Indem sie deren Beziehungsgebaren moralisch bewertet, führt sie die sexuelle Ebene in die Auseinandersetzung ein, und die Situation es-

kaliert. Zurückbleiben eine wütende und verletzte Mitarbeiterin und Bewohnerin sowie eine verdattert-bedröppelte Gruppe.
Um eine solche Zuspitzung zu verhindern, bieten sich drei Alternativen an, die im Folgenden mit Bezug auf unser Beispiel verdeutlicht werden:
Ansprechen der emotionalen Situation: Zum einen ist es möglich, auf die Gefühle der Betroffenen einzugehen, um die Situation abzuschwächen. So hätte die Mitarbeiterin beim ersten Lautwerden der Bewohnerin sagen können: »Du hast dich sicher schon auf die Begleitung von Herrn Schulz oder Frau Schmidt eingestellt, und es tut mir leid, dass das nun nicht möglich ist. Aber ich habe mir auch schon Gedanken gemacht und werde dich gern begleiten.« Eine solche Antwort signalisiert Verständnis für die Enttäuschung und missliche Lage. Die Bewohnerin hätte gemerkt, dass sich jemand Sorgen um sie macht und ihr helfen möchte. Konkret bedeutet die Antwort für sie: Ich interessiere mich für dich und habe Verständnis für deine Situation. Dieses Vorgehen gelingt nur, wenn Helfende sich der emotionalen Situation der Klientinnen und Klienten bewusst sind oder die Signale erkennen, die die Betroffenen nonverbal ausstrahlen. Hierfür ist eine hoch professionelle Haltung nötig, die mit der englischen Bezeichnung »Reflection in Action« (Reflexion im aktuellen Handlungszusammenhang) beschrieben werden kann. Ihr entgegengesetzt steht die sonst übliche »Reflection on Action«-Haltung, bei der vergangene Situationen nachträglich reflektiert werden, wie bei unserer Situationsanalyse. Nun sind wir im Berufsalltag nicht immer hoch konzentriert und reflektiert. Daher ist die Reaktion der Mitarbeiterin in unserem Beispiel durchaus verständlich.
Klare Grenzen setzen: Um eine Eskalation zu verhindern, bietet es sich auch an, klare persönliche Grenzen zu setzen, anstatt die Beleidigungen zu ignorieren. In unserem Beispiel ergibt sich diese Alternative, als die Bewohnerin die Mitarbeiterin als fette Kuh beschimpft. Die Betreuerin hätte erwidern können: »Ich möchte von dir nicht auf diese Weise beschimpft werden und ich verbitte mir das, weil es mich kränkt, aber ich verstehe, dass du sauer bist.« Damit hätte sie zum Ausdruck gebracht, dass sie als Person kränkbar ist, aber die Gefühle der Bewohnerin hinter dem verursachenden Verhalten erkennt und respektiert.
Einbeziehung des »neutralen« Dritten: Auch eignet es sich, eine neutrale Person hinzuziehen, die in einer fortgeschrittenen, bereits zugespitzten

Situation interveniert. Nicht selten sind wir in solchen Auseinandersetzungen selbst zu stark betroffen und können nicht mehr angemessen professionell reagieren, so wie die Betreuerin im Beispiel. Wichtig ist, sich über Folgendes bewusst zu sein: Die eigenen Grenzen zu erkennen und zu respektieren, ist kein Zeichen für persönliche Unterlegenheit, sondern vielmehr ein Zeichen für professionelles Handeln.

Es gilt, ein richtiges Maß an Nähe und Distanz zu finden, Grenzen auszuhandeln und einzuhalten. Dies ist von beiden Seiten zu leisten – von den Fachpersonen wie den Patientinnen und Patienten. Grenzen signalisieren den Betroffenen: Das bin ich, und das ist mein Gegenüber. Sie vermitteln ihnen Gewissheit, dass sie selbst existieren. Jedoch besteht auch die Gefahr, dass sie sie dahingehend deuten, nicht mehr geliebt zu werden. So haben viele Betroffene immer wieder erlebt, wie andere »in ihrem Vorgarten herumlatschten«. Dies gehört für sie bisweilen zur Realität, und sie halten derartige Übergriffe für »normal«. Nicht selten haben sie daher Probleme, zu verstehen, dass Menschen das Recht haben, eigene Grenzen zu verteidigen. Auch wissen sie umgekehrt nicht, wo ihre eigenen Grenzen liegen. Hilfreich sind für sie Menschen, die ihnen einen gesunden Umgang mit Grenzen aufzeigen.

Grenzen gesetzt zu bekommen, ist jedoch nicht sehr angenehm. Dies ist gut an Kindern zu beobachten, die an Supermarktkassen mit ihren Eltern auszuhandeln versuchen, eine Süßigkeit zu bekommen. Die Grenze »Nein« führt bisweilen zu Kämpfen, die existenziell wirken – für die Kinder im Supermarkt fühlen sie sich vermutlich auch so an. Nun ist die Begleitung von Borderline-Betroffenen in erster Linie keine pädagogische Aufgabe, da Borderline eine Erkrankung und nicht das Ergebnis schlechter Erziehung oder Angewohnheiten ist. Dennoch gibt es Momente, die pädagogisches Handeln erfordern. Dies gilt bei Kindern wie bei Erwachsenen gleichermaßen. Bisweilen ist es notwendig, Betroffene an Umgangsformen zu erinnern, denn niemand muss sich beleidigen lassen. So berichtet eine Betroffene, sie habe einmal von einer Krankenschwester die Rückmeldung erhalten: »Borderline ist keine Entschuldigung für schlechtes Benehmen.« Daraufhin habe sie sich sehr für ihr Handeln geschämt und begriffen, dass ihr Verhalten nicht der Erkrankung geschuldet sei, sondern sie sich der Krankenschwester gegenüber unhöflich verhalten habe.

Diese Grenzproblematik fordert Helfende heraus: Wie gelingt es, Regeln und Grenzen so zu markieren, dass sie für die Betroffenen gut zu erkennen sind und sie zugleich lernen, sich abzugrenzen, ohne andere zu verletzen? Dabei scheint der pädagogische Aspekt des Vorbildlernens sinnvoll zu sein: Fachleute sind eine besonders gute Hilfe für Borderline-Betroffene, wenn sie ihre eigenen Grenzen kennen und entsprechend sicher mit sich umgehen.

Jeder kennt vermutlich vom Dartspielen, wie schwierig es ist, in die Mitte zu treffen. Mit Grenzen verhält es sich ähnlich: Der Versuch, die Grenze richtig zu treffen beziehungsweise zu erkennen, geht erst einmal in die eine oder andere Richtung daneben. Dies muss gelernt werden. Mit der Zeit und viel Üben gelingt es, die Grenzen besser zu erkennen. Von Helfenden erfordert es viel Geduld und manchmal auch Räume der Selbstfürsorge – unter günstigen Umständen durch eine Supervision – für die bei ihnen entstandenen Blessuren.

Nun gibt es Kolleginnen und Kollegen, die scheinbar über eine »natürliche Autorität« verfügen und niemals auch nur in die Nähe von Grenzkonflikten geraten. Hier lohnt es sich, zu schauen, welche Strategien sie anwenden: So besteht vielleicht scheinbar eine Unangreifbarkeit durch Humor oder Offenheit. Vielleicht sind sie auch nur besonders geschickt darin, Klarheit herzustellen, oder aber sie zeigen ihre Verletztheit nicht. Interessant ist bei letzterer Strategie, wie sie mit erfahrenen Kränkungen umgehen.

Jeder von uns hat unterschiedliche Grenzen, die von Tag zu Tag, manchmal auch im Tagesverlauf variieren. Dies gilt es, zu beachten und zu kommunizieren. Wenn wir wissen, dass eine Person eine schlaflose Nacht hinter sich hat, dann gehen wir rücksichtsvoller mit ihr um. Auch Borderline-Erkrankte tun das, wenn sie sich nicht gerade in einer hochemotionalen Krise befinden.

Anregungen zur Reflexion

Mögliche Fragen an Sie selbst:

- Wie nah kommen Sie Ihren Klientinnen und Klienten in Ihrer täglichen Arbeit körperlich? (Eine Armlänge als Distanz sollte normalerweise nicht unterschritten werden!)
- Wie geht es Ihnen damit? Was ist für Sie die optimale Distanz? Wie können Sie sich an Tagen schützen, an denen Sie mehr Abstand benötigen? (Manchmal ist schon ein Lieblingspullover ein Schutz.)
- Welche Grenzverletzungen durch Borderline-Betroffene haben Sie in Ihrer Arbeit bereits erlebt?

- Welche Grenzverletzungen befürchten oder erwarten Sie von Borderline-Betroffenen?
- Zu welchen Grenzverletzungen sich selbst gegenüber neigen Sie im professionellen Kontext, zu welchen im privaten Kontext? Wobei ist Ihre persönliche Grenze definitiv erreicht?
- Wie gelingt es Ihnen, sich abzugrenzen?
- Wie schaffen Sie es, Ihrem Gegenüber zu vermitteln, dass Ihre Grenzsetzung nicht eine Ablehnung seiner Person ist, sondern eine selbstfürsorgliche Handlung Ihnen selbst gegenüber?

Suizidalität

Nicht selten sprechen Borderline-Betroffene davon, sich das Leben nehmen zu wollen. Auch wenn nicht alle Patientinnen und Patienten ihren Plan in die Tat umsetzen und Suizidversuche häufig nicht zum Tod führen, ist es ein ernst zu nehmendes und wichtiges Problem, das eine besondere Krisenintervention erfordert. Wiederholte suizidale Handlungen, Suizidandeutungen und -drohungen sind für Helfende besonders belastend. Dies liegt an eigenen Lebenserfahrungen wie an der Sorge um das Leben der Klientinnen und Klienten, die sie täglich begleitet. Die eigenen Lebenserfahrungen können vielschichtig sein: So haben Sie vielleicht schon einmal den Suizid eines Ihnen nahestehenden Menschen, einer Klientin oder eines Bewohners erlebt oder gesehen, wie jemand eine suizidale Krise überwunden hat. Vielleicht ist Ihnen selbst einst der Gedanke gekommen, dass sich umzubringen ein Ausweg sein könnte, oder aber Sie halten Selbsttötung für verwerflich, weil Sie sich in einem religiösen Wertekontext bewegen.
Nicht selten reagieren auch »sonst sehr professionelle Fachkräfte auf suizidgefährdete Menschen mit Vermeidung, Ärger, Ungeduld oder Nichtbeachtung« (Hammer, Plössl 2012, S. 238). Die Suizidalität scheint ein Tabuthema zu sein. Auch in diesem Kontext ist es wichtig, sich selbst, das eigene Wertesystem und die eigenen Grenzen sicher zu kennen. Nur wer sich der eigenen Haltung bewusst ist, kann Menschen in suizidalen Krisen konstruktiv begegnen.
Aus der besonderen, nämlich helfenden Beziehung zwischen professionell psychiatrisch Tätigen und ihren Klienten ergibt sich für die Betreu-

enden die Verpflichtung, gerade in kritischen Zeiten für eine sichere Begleitung durch die Krise zu sorgen. Der Suizid einer Klientin oder eines Klienten ist für sie angesichts dieser Konstellation besonders schlimm und weckt Schuldgefühle und Zweifel an ihrer eigenen Professionalität. Viele Fragen entstehen: Habe ich richtig gehandelt? Was hätte ich anders machen können? Waren meine Angebote ungenügend? Hätte ich den Suizid verhindern können? Wie soll ich den Hinterbliebenen begegnen? Werde ich rechtlich belangt?
Sich solchen Fragen zu stellen, ist unangenehm und belastend. Worin genau die Belastungen der Helfenden bestehen und weshalb bei Suizidankündigungen oder -drohungen sofort die Alarmglocken läuten, verdeutlicht das folgende Beispiel.

→ Beispiel **»Herr Herrmann, ich war im Rhein!«**

»Die Eskimos machen es doch eigentlich richtig«, höre ich aus der Sofaecke des Gruppenraums, während ich im angeschlossenen Essraum die Stühle auf den Tisch stelle, um fegen zu können. »Jetzt sagen Sie doch mal ehrlich, Herr Herrmann!«
Weil ich dachte, allein im Gruppenraum zu sein, bin ich irritiert und auf der Hut. Mit meinen Gedanken bin ich noch bei dem abendlichen Ausblick auf den Rhein – der einfach herrlich ist! – und ich hoffe inständig, keine Selbstgespräche geführt zu haben. Da die Stimme aus dem Off nicht auf meinerseits Geäußertes eingeht, bin ich erleichtert.
»Jetzt sagen Sie doch mal, Sie müssten sich doch auskennen, nicht nur weil Sie so gebildet sind, sondern auch weil Sie doch immer Richtung Norden in den Urlaub fahren, also doch recht nah bei den Eskimos.«
Einem bedingten Reflex gleich, der bei Pädagogen weit verbreitet ist, verspüre ich den Impuls, die Stimme zu belehren, dass die Bezeichnung Eskimos politisch nicht korrekt sei und es Inuit heißen müsse. Doch ich verkneife mir diesen Impuls, denn ich bin mir sicher: Auch die Eigentümerin der Stimme aus Richtung Sofaecke weiß das und zielt nur auf die Diskussion ab, was politisch korrekt sei und welchen Sinn derlei Konventionen haben. Und genau das möchte ich mir ersparen!
»Ich kann dir nicht folgen«, antworte ich deshalb betont tonlos.
»Ach, Herr Herrmann, jetzt tun Sie doch nicht so ... Sie wissen doch, die Eskimos.«
Jetzt, da ich die Bewohnerin auch sehe und nicht nur höre, bemerke ich bei ihr einen wässrig-triefigen Blick aus leicht geröteten, weit auf-

gerissenen Augen, der mich, wie ich finde, einen Hauch zu aufgesetzt abwartend fixiert. Der Blick hat zudem etwas anklagend Herausforderndes, etwas, das nach einer Reaktion verlangt.
Als ich nicht wie gewünscht reagiere, fährt die Bewohnerin fort: »Schade, dass es hier zu warm ist und es keine Eisschollen auf dem Rhein gibt ...«
Wieder folgt der herausfordernde Blick der Bewohnerin; ich schaue nur fragend.
»Ja, Herr Herrmann, wäre das nicht völlig angemessen für so eine Versagerin wie mich? Einfach wie bei den Eskimos ... so wie die das mit ihren Alten machen, einfach auf einer Eisscholle aussetzen: Wind und Gezeiten erledigen den bedeutungslosen Rest: den Tod.«
Als sich mein fragender Blick nicht entscheidend verändert, reagiert die Bewohnerin forsch und mit demonstrativ verbittertem Unterton: »Na, ich merk schon, Sie wollen mich einfach nicht verstehen. Aber klar, alles muss man selbst machen! Ich weiß, wie es mir geht, und ich würde gern auf einer Eisscholle davontreiben, um zu sterben. Is' doch 'n schöner Tod, soll wie einfach Wegdämmern sein – das hat zumindest mein Onkel immer behauptet, wenn einige von seinen ekligen Fischen aus seinen zig Aquarien irgendeine Pest bekommen haben und er sie töten musste – er hat sie dann in einer Plastikbox mit Wasser in die Tiefkühltruhe gepackt und eingefroren. Na ja, ist ja ohnehin gleich, hier gibt es kein Eis. Aber dafür viiiel Wasser ...«
Sie schaut mich voller Erwartung und wieder ein bisschen vorwurfsvoll an, um dann ihren Blick in Richtung ihrer Füße zu lenken und meinen unweigerlich mitzunehmen.
»Herr Herrmann, Ihnen fällt aber auch gar nichts auf, oder?«
Nun bemerke ich, dass die Schuhe der Bewohnerin und die Hosenbeine, etwa hinauf bis zum Knie, durchnässt sind.
»Ja, Herr Herrmann, da schauen Sie verdattert, was?« Eine längere Pause entsteht, die nur mit dem anklagenden Blick der Bewohnerin gefüllt wird. Dann folgt schluchzend: »Herr Herrmann, ich war im Rhein!«
»Und was wolltest du da? Es ist zwar sehr warm für diese Jahreszeit, aber doch zu kalt, um schwimmen zu gehen; auch taugen deine Klamotten dafür nicht«, versuche ich zu überspielen, was ich bereits weiß: Sie deutet an, sich das Leben nehmen zu wollen.
»Hör'n Sie doch auf, ich will nicht mehr, und ich werde es wieder versuchen: Hast du das erste Mal versagt, versuche es wieder unverzagt ...«

Jetzt wird es mir zu dramatisch und zu dick aufgetragen, ernst nehmen muss ich das Ganze dennoch. Da ich aber die Bewohnerin gut kenne, lasse ich nicht sofort die gesamte »In-die-Psychiatrie-Einweisungsmaschinerie« anlaufen. Ich teile ihr in deutlichen Worten mit, dass ich verstehe, dass sie derzeit keinerlei Ausweg sehe und großen Leidensdruck verspüre, ich aber denke, dass ihre suizidale Äußerung bezwecke, sich Gehör bezüglich eines anderen Problems zu verschaffen, das sie selbst für zu banal hält, um Hilfe zu bekommen.
So geht es noch einige Male hin und her, bis sich meine Vermutung bestätigt. Ihre eigentliche Notsituation hängt mit ihrem Praktikum zusammen: Ihre Anleiterin hat Verbesserungen angemerkt, die sie gekränkt haben. Das Gespräch über das Problem entschärft die Lage, und die Bewohnerin distanziert sich von ihrer suizidalen Äußerung. ×

Die beschriebene Situation ist schon an sich nicht ungefährlich: Die Bewohnerin steigt in vermeintlich suizidaler Absicht in den Rhein. Aber auch ohne diese Absicht besteht eine große Gefahr zu ertrinken, denn es gibt starke Strömungen und viel Schiffsverkehr. Glücklicherweise hat die Bewohnerin überlebt und ist in das Wohnheim zurückgekehrt, wo sie das Gespräch zu ihrem Betreuer sucht – aus welchen Gründen bleibt zunächst unklar. Dieser ist gedanklich ebenfalls mit dem Rhein beschäftigt, jedoch weniger mit der Gefahr als mit der Schönheit, die von dem Fluss ausgeht. So treffen die beiden in sehr unterschiedlicher Stimmung aufeinander.

Anstatt sofort mit ihrem Suizidversuch herauszurücken, beginnt die Bewohnerin ein Gespräch über Inuit und stellt die Behauptung »Die Eskimos machen es doch eigentlich richtig« in den Raum. Matthias Herrmann geht auf ihr Spiel nicht ein, sondern fragt sie in direkten Worten, worauf sie hinausmöchte. Diese Haltung nimmt er solange ein, bis die Bewohnerin in sein Blickfeld tritt.

Jetzt erkennt er, dass sie mitgenommen ist und ihn abwartend fixiert. Ihr scheint es wichtig zu sein, dass er versteht, worum es ihr geht. So sagt sie, dass es für eine Versagerin wie sie angemessen sei, auf einer Eisscholle ins Meer hinauszutreiben und dort zu erfrieren. Auch denke sie, dass dies ein angenehmer Tod sei, bei dem man einfach wegdämmere – so habe sie es von ihrem Onkel gelernt. Erst dann lenkt sie den Blick ihres Betreuers auf ihre nassen Hosenbeine. Sie beginnt zu weinen und gesteht voller Verzweiflung, dass sie im Rhein war. In den süddeutschen Dörfern entlang dem Oberrhein ist dies eine gängige Metapher für einen

Suizid. »Jemand ist in den Rhein gegangen« bedeutet: Jemand hat sich umgebracht. Die Absicht ist nun eindeutig.
Obwohl Matthias Herrmann nun um diese Absicht weiß, fragt er die Bewohnerin, ob sie schwimmen gehen wollte, und weist sie auf ihre untaugliche Badebekleidung hin. Vermutlich versucht er, Zeit zu gewinnen und sich auf das nun folgende Gespräch einzustellen. Vielleicht versucht er auch, dem Gespräch eine andere Wendung zu geben und die Situation abzuschwächen. Die Bewohnerin jedoch insistiert und bekräftigt, dass sie sterben wolle und einen erneuten Versuch unternehmen werde.
Nun wird es interessant: Matthias Herrmann ahnt, was sich hinter ihrem Wunsch zu sterben verbirgt, und verzichtet auf die »In-die-Psychiatrie-Einweisungsmaschinerie«. Mit diesem hier etwas salopp bezeichneten Ablauf ist ein Krisenplan für Mitarbeitende gemeint, den es nach Matthias Hammer und Irmgard Plössl (2012, S. 249) in jeder psychiatrischen Einrichtung geben sollte. Der Krisenplan sieht vor, dass die Äußerung suizidaler Absichten zu einer Einweisung in eine psychiatrische Klinik führen muss, damit die Suizidalität von einer Fachärztin oder einem Facharzt beurteilt wird. Dies ist gerade dann sinnvoll, wenn Mitarbeitende sich selbst diese Einschätzung nicht zutrauen, weil sie noch zu unerfahren sind, ihre Klientinnen und Klienten nicht so gut kennen oder bis zum nächsten Kontakt noch Tage vergehen. In jedem Fall gilt es, eine suizidale Äußerung ernst zu nehmen. Wie wenig es braucht, um diese »Maschinerie« in Gang zu setzen, wird in der Einführung am Beispiel von Martina (siehe S. 11) deutlich. So ist das Sprechen über Suizidalität für Betroffene eine Möglichkeit, eine unerträglich erscheinende Situation zu verändern.
Zurück zu unserem Beispiel: Matthias Herrmann erkennt, dass die suizidale Vorstellung seiner Bewohnerin aus einer Kränkung heraus entstanden ist, mit der sie nicht anders umzugehen weiß. Er konfrontiert sie damit, bis diese schließlich mit der Sprache herausrückt. Und hier sehen wir etwas Paradoxes: Einerseits ist für die Bewohnerin ein schlichter Verbesserungsvorschlag bereits so kränkend, dass sie sich wie eine Versagerin fühlt. Zugleich hält sie die Kränkung aber für zu belanglos, als dass sie sie anspricht. Für sie muss es schon eine Suizidankündigung sein, um von einem Profi gehört zu werden.
In den Diagnosekriterien des DSM-5 werden Suizidalität und Selbstverletzung in einem Kriterium zusammengefasst. Dies kann problema-

tisch sein, da Selbstverletzung vielfach eine hilflose Schutzstrategie vor Suizidhandlungen ist und beide Aspekte getrennt betrachtet werden sollten. Verbindend bei suizidalem und selbstverletzendem Verhalten ist aber der Aspekt des In-Kontakt-Tretens.

Dieser ist auch in einem der bereits erwähnten narrativen Interviews mit betroffenen Frauen (SCHOPPMANN 2003) zu beobachten. So berichtet eine Interviewpartnerin von einer vergleichbaren Situation, in der das Spannungsfeld von Bedeutsamkeit und Banalität deutlich wird: Es ist nachts während einer stationären Behandlung, sie fühlt sich schlecht und fügt sich am Arm eine Schnittwunde zu. Damit will sie zur diensthabenden Krankenschwester gehen. Unterwegs von ihrem Zimmer zum Dienstzimmer kommt ihr der Gedanke, dass die Schwester diese kleine Schnittwunde vielleicht für banal hält. Sie dreht um und geht zurück auf ihr Zimmer. Dort fügt sie sich weitere, tiefere Schnitte zu, bevor sie sich erneut auf den Weg zu ihrer Krankenschwester macht, um mit ihr in Kontakt zu treten.

Hinter ihrem Verhalten verbirgt sich dieselbe Befürchtung: Ein kleiner Schnitt oder eine kleine Kränkung sind nicht bedeutend genug, um gehört zu werden. Man wird mich wegschicken und nicht ernst nehmen, deswegen muss ich tiefer schneiden oder sagen, dass ich mich umbringen will, damit mein Leid gesehen und verstanden wird.

Ein ähnliches Bild zeigt sich in einem Nachgespräch einer Krisensituation. Eine Betroffene gibt ihrer Therapeutin zwei Tablettenschachteln mit dem Hinweis, die Tabletten ansonsten zu nehmen. Im Nachgespräch berichtet sie, dass sie bereits einen Abschiedsbrief in der Tasche gehabt habe und die Tabletten genommen hätte, wenn sie sie nicht hätte abgeben dürfen. Mit den Tabletten wieder weggeschickt zu werden, wäre für sie der Tropfen gewesen, der das Fass zum Überlaufen gebracht hätte.

Die Tabletten sind für die Patientin ein Symbol für die Aushandlung auf der Beziehungsebene. So versucht sie, Gewissheit darüber zu bekommen, ob es ausreicht zu signalisieren, sich das Leben nehmen zu wollen, oder ob sie die Botschaft deutlicher machen muss, um in Beziehung zu ihrer Therapeutin treten zu können. Eine Rückgabe der Verantwortung bedeutet für sie, auf der Beziehungsebene zurückgewiesen zu werden, und kann im schlimmsten Fall tödlich enden. In einem späteren Gespräch beschreibt die Patientin, dass sie sich zu ihrem Verhalten gezwungen gefühlt habe, um ernst genommen zu werden.

Suiziddrohungen, die im Vergleich zu Suizidankündigungen anderer Patientengruppen besonders spektakulär wirken, sind auf die bisherigen Lebenserfahrungen der Betroffenen zurückzuführen. So haben sie vermutlich schon einmal erlebt, dass Helfende ihre Signale und Hilferufe erst dann wahrnehmen, wenn sie unübersehbar im Raum stehen. Viele Hilfsangebote funktionieren erst auf dieser Ebene. Wer beispielsweise den Krisendienst anruft, um dort mitzuteilen, dass ihm langweilig ist, der wird nicht besonders ausführlich beraten werden. Sätze wie »Ich habe so komische Gedanken« oder »Ich weiß nicht, ob Sie mich heute Nacht allein lassen können« haben auf Helfende hingegen eine alarmierende Wirkung, und diese handeln dann sofort. Dies beeinflusst fatalerweise, wie in der Einführung beschrieben, nebenbei auch das Gefühl der Langeweile und verstärkt den Kreislauf aus Suizidalität, Suiziddrohungen und dem Gefühl innerer Leere.
Wie sich suizidale Kommunikation aufbauen kann und wie diese Spirale unterbrochen wird, stellt unser Beispiel eindrücklich dar. So kennt Matthias Herrmann die Bewohnerin so gut, dass er die Suizidalität einzuschätzen weiß und der Gesprächsverlauf an verschiedenen Stellen nicht eskaliert.
Ob sich eine Situation zuspitzt, hängt in hohem Maße vom Anspannungsgrad ab, in dem sich die betroffene Person befindet. In unserem Beispiel ist die Kleidung der Bewohnerin durchnässt, und sie scheint ihrem Handlungsimpuls nachgegangen und in den Rhein gestiegen zu sein. So ist der Zustand der Hochspannung bereits vorbei, als sie das Gespräch aufsucht. Sie möchte sich bei ihrem Betreuer vergewissern, dass sie nun in Sicherheit vor ihren Gefühlen ist, und versucht auf diese Weise wieder an das Leben anzuknüpfen.
Im Folgenden möchten wir noch einmal auf die Stellen des Beispiels eingehen, an denen das Gespräch hätte leicht kippen können, um zu zeigen, wie schmal der Grat ist, auf dem sich Helfende bisweilen bewegen:

Seite der Helfenden	Seite der Betroffenen
»Ich kann dir nicht folgen«, antworte ich deshalb betont tonlos.	Wahrnehmung: Ich werde abgelehnt; desinteressiert scheinendes, cool wirkendes Auftreten des Erziehers passt nicht zur Grundstimmung. Überlegung: Wie kann ich die Situation verschärfen, damit meine Not wahrgenommen wird? Folge → Ich muss die von mir erlebte innere Not dramatischer darstellen.
Wieder folgt der herausfordernde Blick der Bewohnerin; ich schaue nur fragend.	Wahrnehmung des Blicks als Provokation, in dem Wissen, dass der Betreuer mich längst verstanden hat, offensichtlich aber nicht ernst nehmen will. Folge → Kränkung, Beginn des Machtkampfs
Sie schaut mich voller Erwartung und wieder ein bisschen vorwurfsvoll an, um dann ihren Blick in Richtung ihrer Füße zu lenken und meinen unweigerlich mitzunehmen.	Wahrnehmung: Ich werde nicht ernst genommen. Hinweis, einem Handlungsimpuls bereits vor dem Gespräch gefolgt zu sein. Folge → Kränkung; Versuch, den Ernst der Situation / die innere Not zu unterstreichen; Weiterführung des Machtkampfs
Jetzt wird es mir zu dramatisch und zu dick aufgetragen, ernst nehmen muss ich das Ganze dennoch. Da ich aber die Bewohnerin gut kenne, lasse ich nicht sofort die gesamte »In-die-Psychiatrie-Einweisungsmaschinerie« anlaufen.	Wahrnehmung: Es reicht nicht, ich muss noch deutlicher markieren, wie dramatisch sich die Situation für mich anfühlt, damit mein Leid verstanden wird. Folge → Wahl von dramatischeren Elementen, dahinterstehende Annahme: Ich muss noch »dicker auftragen«, offensichtlich habe ich es noch nicht deutlich genug machen können; verzweifelte Weiterführung des Machtkampfs
Ich teile ihr in deutlichen Worten mit, dass ich verstehe, dass sie derzeit keinerlei Ausweg sehe und großen Leidensdruck verspüre, ich aber denke, dass ihre suizidale Äußerung bezwecke, sich Gehör bezüglich eines anderen Problems zu verschaffen, das sie selbst für zu banal hält, um Hilfe zu bekommen.	Wahrnehmung, ich werde verstanden, mein Leidensdruck wird anerkannt. Folge → Ich kann erzählen, was los ist (unterhalb der Wasseroberfläche des Eisbergs).

Wie es sich anfühlt, einen Suizid abzubrechen, wenn man innerlich bereits mit dem eigenen Leben abgeschlossen hat, berichtet eine andere Betroffene:

» Als ich den Zug habe an mir vorbeifahren lassen und auf dem leeren Bahnsteig stand, war auch in mir alles leer. Eine Dreiviertelstunde lang bin ich immer wieder auf dem Bahnsteig hin- und hergelaufen, habe die beste Stelle gesucht, Reisende im Blick behalten, darauf geachtet, dass mir keiner zu nahe kam. Alles hat sich immer mehr auf das bevorstehende Ereignis konzentriert. Irgendwann habe ich nichts mehr um mich herum wahrgenommen, nicht die Reisenden, nicht die Lautsprecherdurchsagen oder den weißen Sicherheitsstreifen am Rand. Dann, im entscheidenden Moment, konnte ich einfach nicht, mein Körper und mein Kopf haben nicht mehr zusammengearbeitet. Als ich die Rücklichter gesehen habe, war es, als hätte der Zug meine ganze restliche Energie mitgenommen. Als ich nach ich weiß nicht wie langer Zeit beim Krisendienst angerufen habe, hat es sich angefühlt, als hätte ich eine lange Reise gemacht, und alles war unvertraut und fremd, weil doch alles schon gefühlsmäßig auf Ende programmiert war. Die Scham war unendlich groß. Man ist hin- und hergerissen zwischen der Angst vor Ärger und Zwangsmaßnahmen und dem Wunsch nach Trost und Sicherheit. «

So versetzt es die Betroffene in einen Zustand, der sie aus ihrem Leben »heraushebt«; sie ist für kurze Zeit nicht mehr Teil dieser Welt, fühlt sich innerlich leer und muss erst einmal zurückkehren. Diese Reise erfordert viel Energie.

Wäre dem Gespräch in unserem Beispiel kein Spannungsabbau vorausgegangen, hätte die Kommunikation an den besagten Stellen leicht eskalieren können, indem die Bewohnerin die Situation mit mehr oder weniger klaren Andeutungen verlassen hätte. Derartige Eskalationen suizidaler Kommunikation enden nicht selten in Großeinsätzen von Polizei und Feuerwehr. Aus ihrer inneren Not heraus schaffen sich die Betroffenen einen Rahmen, dessen Ausmaß sie selten tatsächlich abschätzen können. So ist ihnen nicht bewusst, wie groß ihre Not auf außenstehende Personen wirkt. Die »In-die-Psychiatrie-Einweisungsmaschinerie« wird in einem solchen Fall nicht mehr von den Betreuenden angeworfen, sondern von Dritten außerhalb der Institution. Für die Mitarbeitenden ist das mit erheblichen Schwierigkeiten, z. B. Überprüfung einer möglichen Vernachlässigung ihrer Aufsichtspflicht, verbunden, derer sich erfahrene Betroffene durchaus bewusst sind.

Warum Suizide – zum Glück! – häufig misslingen, beschreibt Angelika Rolles (2013) eindrücklich in ihrem Vortrag beim zehnten bundesweiten Borderline-Trialog:

» Es ist mir inzwischen gelungen, vieles in meinem Leben radikal zu akzeptieren. So auch meine regelmäßig wiederkehrende Suizidalität. Ich kann auch akzeptieren, dass es Menschen gibt, die nicht nachvollziehen können, warum ich regelmäßig lieber sterben möchte, und die nicht glauben wollen, dass ich hart dafür arbeiten muss, um freiwillig am Leben zu bleiben. Wenn ich dann aber wieder höre und lese, dass den Menschen mit nicht geglückten Suizidversuchen nachgesagt wird, sie wollten sich nur wichtigmachen, sie sehnten sich nur nach ein bisschen Aufmerksamkeit, sie wollten sich ja nicht wirklich umbringen, denn sonst würden sie es ja einfach tun, dann platzt mir der Kragen, und zwar so richtig. Glauben Sie mir, ich bin weder zu *dumm,* mich umzubringen, noch habe ich es *nötig*, mir über parasuizidale Handlungen Aufmerksamkeit zu holen, dennoch habe ich bereits mehrere missglückte Suizidversuche hinter mir. Zum Glück missglückt. Und missglückt sind sie, weil mir in meiner Hochspannung die Fähigkeit fehlt, den Suizid sicher durchzuziehen. Das ist der Vorteil meiner Erkrankung. Ich bin ab einem gewissen Punkt zu verrückt, zu krank, um in der Lage zu sein, meinen kranken Plan durchzuführen. «

Suizidversuche und der Suizid sind in den seltensten Fällen Vernunftentscheidungen, sondern vor allem stimmungsgeprägt. So kann Suizidalität ein Grundgefühl sein, das sozusagen chronisch immer im Hintergrund besteht. Suizidalität kann aber auch situativ auftauchen und sich auflösen, sobald sich die Situation verändert. Um das Tempo nachvollziehen zu können, in dem die Stimmungen wechseln, und die damit einhergehende Bedrohung zu erkennen, braucht es viel Erfahrung.

Die Suizidalität von Borderline-Betroffenen ist nicht weniger echt oder schmerzvoll als die eines depressiven Menschen. Dass sie bisweilen von jetzt auf gleich verschwunden ist, macht sie nicht weniger gefährlich. Ähnlich, wie ein kleines Kind in seinem Schmerz oder Wutanfall völlig aufgehen kann und nichts anderes mehr existent scheint, kann sich für Betroffene die akute Suizidalität anfühlen. Nicht selten lächelt das Kind einen Erwachsenen nur wenige Augenblicke später tränenverschmiert an, weil etwas Tröstendes passiert ist, es z. B. ein Gummibärchen bekommen hat. Auch Borderline-Betroffenen ergeht es so, wenn sie den Grund für ihre Verzweiflung kommunizieren können und das Gegenüber verstehende Worte findet.

Diese Erleichterung zeigen und sozusagen wieder lächeln zu dürfen, auch wenn vor einem Moment noch alles aussichtslos erschien, erfordert einen nicht wertenden Rahmen. In diesem werden die aktuellen Gefühle der Betroffenen als gültig angesehen und nicht als »Spiel« entwertet. Wenn in einem Team der Eindruck entsteht, dass Klientinnen und Klienten ein Spiel spielen, so ist davon auszugehen, dass entscheidende Bedürfnisse der Betroffenen keinen Raum bekommen. Gemeinsam muss dann herausgefunden werden, welches Thema unterhalb der Wasseroberfläche, nicht sichtbar, verborgen ist.

Chronische Suizidalität: Viele Erkrankte leben mit dem Gefühl chronischer Suizidalität. Aber auch diese weist Abstufungen auf und ist nicht immer gleichbleibend. Ist sie den Betroffenen lange vertraut, können sie sie als Frühwarnzeichen nutzen. Suizidgedanken, die immer häufiger und drängender zurückkehren, sind vielfach auf Stress zurückzuführen und summieren sich aus Gefühlen der Erschöpfung, Haltlosigkeit und Einsamkeit. Um die Betroffenen entlasten zu können, gilt es, das richtige Maß zwischen Ablenkung und Herausforderung zu finden. Nicht selten ist chronische Suizidalität auch ein Zeichen für eine schwelende depressive Verstimmung, der durch eine zeitweise medikamentöse Unterstützung entgegengewirkt werden kann. Langfristig gilt es, einen geregelten Alltag aufzubauen, der Schwankungen in der psychischen Belastbarkeit tragen und ausgleichen kann. Chronische Suizidalität ist häufig bei Personen zu beobachten, die erfolgreich in Beruf und Alltag integriert sind. Sie haben gelernt, mit ihrer Suizidalität umzugehen, die sie vermutlich viele Jahre lang – aber nicht unbedingt ihr ganzes Leben – begleitet. Eher zögerlich berichten diese Betroffenen über suizidale Gedanken, denn sie wissen sehr genau um die »Maschinerie« und ihre Abläufe sowie um den möglichen Verlust des bisher Erreichten.

Betroffene, die sich nicht in akuten Krisen befinden, beschreiben verschiedene Gründe für ihre Suizidgedanken und -versuche:

- nicht sterben wollen, aber auch nicht mehr so weiterleben wollen wie bisher;
- eine Grundtraurigkeit und das Gefühl innerer Leere;
- eine Hoffnungslosigkeit, bei der der Tod als einzige Veränderungsmöglichkeit erscheint;

- als logische Konsequenz/Bilanzierung/Resignation;
- der Wunsch nach dem Tod als einem wunderbaren Ort, der Freiheit verspricht;
- das Gefühl von Faszination und Trost angesichts einer Vorstellung von Unendlichkeit, im Nichts aufzugehen;
- eine Intensivierung der Gedankenwelt, in der die Alltagsrealität surreal erscheint;
- eine magischen Vorstellung, die wie ein Sog ist;
- eine besonders achtsame Wahrnehmung dessen, was um einen herum passiert – alle Dinge und Menschen werden intensiv wahrgenommen, mit dem Gefühl, es sei das letzte Mal;
- eine Druckentlastung;
- um Beziehungen (unbewusst) auf Tragfähigkeit zu testen;
- als Sicherheit und Ausweg;
- das Gefühl, wenigstens über den eigenen Tod noch Kontrolle zu haben;
- um ein intensives Lebensgefühl zu erzeugen;
- Suizid als Rache für Kränkungen;
- Suizid als Notlösung;
- aus Selbsthass, Verachtung und Ekel.

In unserem Beispiel reagiert Matthias Herrmann auf das Leid der Bewohnerin passend zur Situation und Person. So spricht er mit ihr über ihre erfahrene Kränkung und bringt sie dazu, sich von ihrer suizidalen Absicht zu distanzieren. Es geht also darum, Raum und Zeit zur Verfügung zu stellen, Leid anzuerkennen, es nicht zu bagatellisieren, nicht die eigene Kränkbarkeit zum Maßstab für die Kränkbarkeit anderer Menschen zu machen, suizidale Äußerungen ernst zu nehmen und sie nicht zu tabuisieren.
Eine von Helfenden und Betroffenen gemeinsam vorgenommene Einschätzung der Suizidalität kann zu einem positiven Beziehungsaufbau beitragen und es Klientinnen und Klienten ermöglichen, sich über ihr eigenes Empfinden klarer zu werden (Kozel u. a. 2008). Auch werden Gründe aufgezeigt, warum es sich lohnt, weiterzuleben. Für ein solches Gespräch ist das von Marsha M. Linehan und Kollegen (1983) entwickelte »Reasons for living inventory« hilfreich. In jedem Fall ist es wichtig, nicht nur die schmerzhaften und leidvollen Erfahrungen, sondern auch die guten und haltenden Beziehungen und Ressourcen zu thematisieren.

Viele Einrichtungen arbeiten mit Non-Suizid-Verträgen. Darin vereinbaren Betroffene und Fachleute, dass kein Suizid ohne vorherige Kontaktaufnahme stattfinden wird. Auch wenn diese Verträge rechtlich nicht bindend sind, so sind Borderline-Betroffene sehr zuverlässig, wenn sie ein Versprechen geben, und versuchen es unter den schwierigsten Bedingungen einzuhalten.
Wer sich unsicher fühlt oder noch unerfahren ist, sollte auf die Erfahrung von Kolleginnen und Kollegen zurückgreifen. Auch ein Krankenhausaufenthalt kann dazu beitragen, eine betroffene Person vor sich selbst zu schützen. Dieser Schritt markiert eine deutliche Grenze und gibt den Betroffenen das Signal: Ich handele als Fachperson meiner Rolle entsprechend verantwortlich. Die im Beispiel mit den Tabletten beschriebene Patientin hatte im Vorfeld bereits einmal eine Situation erlebt, in der eine Einweisung in die Klinik unumgänglich schien. Gerade in dieser Situation mobilisierte die Patientin ungeahnte Ressourcen, um die schwierige Situation ambulant bewältigen zu können. Dass die Therapeutin diese Grenze klar benannte, wertet die Patientin im Nachhinein als wichtige Orientierungshilfe.
Neben der gemeinsamen Einschätzung und den »Reasons for living« gibt es auch ganz individuelle Meinungen der Betroffenen darüber, was ihnen aus der Suizidalität geholfen hat. So haben Betroffene unter anderem folgende Aspekte als hilfreich erlebt:

- Begleitung statt Behandlung, wenn ihnen das Gefühl erst einmal gelassen oder das Verhalten als Selbsthilfestrategie verstanden wird;
- Verlässlichkeit, eindeutige Aussagen, Aufzeigen von Handlungskonsequenzen;
- »ausgesprochene Hilflosigkeit«;
- praktische Unterstützung, die Orientierung gibt;
- Interesse an ihren nonverbalen Ausdrucksmöglichkeiten, z.B. an gemalten Bildern oder Musikstücken, die ihnen wichtig sind;
- Absprachen über überschaubare Zeiträume hinweg;
- Humor.

Anregungen zur Reflexion

Mögliche Fragen an Sie selbst:

- Welche Erfahrungen haben Sie persönlich mit dem Thema Suizidalität in Ihrem (Arbeits-)Leben bisher gemacht?
- Welche Gefühle löst das Thema Suizidalität bei Ihnen aus?

- Wie wird in Ihrer Einrichtung mit dem Thema Suizidalität, Suizidversuche, wiederholte Suizidversuche, parasuizidale Handlungen und Suizid umgegangen?
- Wann schrillen bei Ihnen die Alarmglocken?
- Welche Situation lohnt sich, mithilfe des Eisbergmodells gemeinsam mit der Klientin oder dem Klienten zu analysieren? (Entscheiden Sie, ob Sie die Person sind, die mit dem Betroffenen die Fäden entwirren muss, oder ob dafür jemand aus dem ärztlichen/therapeutischen Bereich vorrangig zuständig ist/sein sollte.)

Rollenspiel

Spielen Sie die vom Betroffenen geschilderte oder die von Ihnen mit dem Betroffenen erlebte Situation im Rollenspiel mit Kolleginnen und Kollegen nach. Rollenverteilung: eine Betroffene, eine Fachperson, ein Beobachtender. (Wenn Ihr Team aus mehr als drei Personen besteht, bilden Sie unter Umständen mehrere Kleingruppen; Zuschauer sind eher hinderlich!) Versuchen Sie beim Rollenspiel nicht, perfekt zu sein. Reagieren Sie als professionelle Helferin oder professioneller Helfer auch so, wie Sie es im wirklichen Leben im Rahmen Ihrer professionellen Rolle niemals tun würden. Der Beobachtende darf weiterhelfen, wenn einer der anderen beiden nicht weiterweiß.
Besprechen Sie die Situation:

- Wie hat sich die Perspektive des Betroffenen angefühlt? Was war angenehm, was unangenehm? Was war möglicherweise überraschend? Wie ist die Intervention des Helfenden angekommen?
- Wie war es in der Helferrolle? Was war einfach, was schwierig?
- Was ist der Beobachterin oder dem Beobachter aufgefallen?
- Achten Sie am Ende darauf, dass Sie Ihre Rolle wirklich wieder verlassen haben. Machen Sie im Zweifelsfall symbolisch noch einmal einen großen Schritt aus Ihrer Rolle heraus, und atmen Sie tief durch.

Selbstfürsorge für Helfende

Ein Vorbild für Menschen mit Borderline zu sein, bedeutet auch, mit sich selbst achtsam umzugehen. Wenig glaubwürdig sind professionell Helfende, die mit den Betroffenen die Bedeutung von Pausen und Entspannungsmöglichkeiten besprechen und dann vom gemeinsamen Termin in die mittägliche Teamsitzung hetzen, ohne dass Zeit für ein Mittagessen bleibt. In diesem Kapitel möchten wir uns daher mit der Selbstfürsorge oder Psychohygiene für Fachleute beschäftigen. Wir gehen auf Übungen ein, die auf die Belastungen im Umgang mit Borderline-Betroffenen abgestimmt sind. Grundsätzlich sind aber alle hier vorgestellten Möglichkeiten sowohl im Umgang mit anderen Patientinnen, Klienten und Bewohnern als auch im ganz normalen Alltag von Nutzen.

Das griechische Wort »hygieia« bedeutet Gesundheit und stammt von »hygies« ab, was wörtlich übersetzt »gut lebend« bedeutet (DROSDOWSKI 1997). Dies scheint eine gute Richtschnur zur Psychohygiene zu sein, die die »Lehre von der Pflege geistig-seelischer Gesundheit« (PETERS 1990, S. 414) zum Inhalt hat.

Pathologische, also krank machende Verhaltensweisen sind bisweilen ansteckend. So können wir bei uns beobachten, dass wir im Umgang mit sich selbst verletzenden Personen ebenfalls zu selbstschädigenden Verhaltensweisen neigen, mehr Kaffee trinken oder mehr als gewöhnlich rauchen. Die Vorstellung, sich durch besondere hygienische Maßnahmen vor einer solchen »Ansteckung« zu schützen, sich sozusagen zu »dekontaminieren«, ist insofern durchaus hilfreich. Zu Beginn jeder psychohygienischen Maßnahme steht somit die Erkenntnis, dass sie sinnvoll und notwendig ist.

Forschungsergebnisse belegen die Gefährdung der Helfenden. So zeigt eine Untersuchung zur sogenannten sekundären Traumatisierung – der Entstehung von eindeutigen Symptomen einer Traumafolgestörung durch die Arbeit mit traumatisierten Patientinnen und Klienten –, dass 29,1 Prozent der befragten Traumatherapeuten schon einmal an einer sekundären Traumatisierung durch ihre berufliche Belastung gelitten haben (DANIELS 2006).

Welche Maßnahmen bieten sich also an, um mit den spezifischen Belastungen in der Arbeit mit Borderline-Betroffenen umzugehen und eine bessere Selbstfürsorge und damit Schutz vor Überlastung, »Ansteckung« und Burn-out zu erreichen? Hierzu gibt Luise Reddemann in verschiedenen Veröffentlichungen wertvolle Hinweise. Selbstfürsorge ist für sie, wenn man sich selbst aufmerksam, zugeneigt und empathisch begegnet und die eigenen Bedürfnisse wahrnimmt (Reddemann 2003). Belastungen wie auch Selbstheilungskräfte und psychohygienische Maßnahmen werden in die körperliche, emotionale, kognitive und spirituelle Ebene unterteilt. Dieser Vorgehensweise möchten auch wir folgen und die einzelnen Maßnahmen der Psychohygiene auf diesen Ebenen näher betrachten.

Übungen auf der körperlichen Ebene

Durch unsere Spiegelneurone werden beim Anhören oder Miterleben von Gewalt, Leid, Schmerz, (Selbst-)Verletzungen oder Demütigungen entsprechende körperliche Reaktionen bei uns aktiviert, die sich meist in Verspannungen, Haltungsschäden, Bauch- oder Kopfschmerzen, Veränderungen von Puls und Blutdruck oder anderen somatischen Beschwerden äußern. Im Folgenden möchten wir Ihnen Übungen vorstellen, die Ihnen dabei helfen, auf die Bedürfnisse Ihres Körpers einzugehen.

Bewegung: Gegen die negativen Auswirkungen ist vor allem Bewegung in den unterschiedlichsten Formen hilfreich. Dies kann in Form von Sport oder Fitness, aber auch als Tanz oder ganz allgemein als Bewegung zu Musik geschehen. Luise Reddemann (2001) empfiehlt eine Übung mit Musik in einem schnellen Rhythmus, bei der man den eigenen Körper nach und nach ausschüttelt, begleitet von der Vorstellung, alles, was einen belastet, aus sich herauszuschütteln. Beginnen Sie beim rechten Handgelenk und schütteln Sie dann alle Gelenke durch. Die Übung sollte mindestens fünf Minuten, gern auch länger, andauern. Anschließend empfiehlt es sich, sich auszuruhen und den eigenen Körper zu spüren. Positive Gedanken und Bilder wirken unterstützend; so können Sie sich beim eigenen Körper und dessen Zellen für das bedanken, was er für Sie leistet. Alles, was Sie belastet und was Sie nicht mehr brauchen, lassen Sie los und atmen es sozusagen aus. Gewöhnen Sie sich an, den eigenen Körper als Gegenüber anzusprechen und mit ihm in einen Dialog zu treten, um so besser wahrzunehmen, was er benötigt (und was nicht). Anschließend ist es wohltuend, ganz bewusst und achtsam eine Dusche zu nehmen und dabei die Vorstellung zu intensivieren, dass das Wasser alles Belastende fortspült. Dies geht auch mit einer Lichtdusche, z. B. in Form einer entsprechenden Lampe oder – noch besser – intensiver Sonnenstrahlen. Aber auch ohne die realen Möglichkeiten kann allein die intensive Vorstellung (Imagination) einer solchen (Licht-)Dusche helfen. Manchen Menschen ist die Vorstellung der Erde oder eines Komposthaufens, in dem aller Abfall verrottet und so wieder zu nützlichem und fruchtbarem Humus wird, angenehmer. Letztendlich muss jeder für sich selbst herausfinden, welche Methode oder Vorstellung ihm gemäß ist.

Berührung: Eine andere sehr gute Möglichkeit, dem eigenen Körper etwas Gutes zu tun, ist wohlwollende Berührung. Diese kann durch klassische Massagen geschehen oder durch Aromatherapie, die nicht nur vielen Betroffenen guttut: Sie können eine Duftlampe anzünden oder ein entsprechendes Raumspray verwenden, wenn Sie mit Ihren Klientinnen und Klienten reden oder eine Teambesprechung haben. Auch die sogenannte Breema-Körperarbeit ist hilfreich, eine ursprünglich von kurdischen Bergbauern entwickelte Form von Partnerübungen, die aus rhythmischen Bewegungen wie Strecken oder Halten bestehen. Ziel ist es, dass Körper, Gefühle und Gedanken eine Einheit bilden (Reddemann 2001).

»Zapchen«: Eine andere sehr wirkungsvolle und vor allem leicht zu erlernende Methode ist Zapchen. Dieses Wort stammt aus der tibetischen Sprache, in der es viele, darunter auch unhöfliche Bedeutungen hat, und bezeichnet eine Sammlung von kleinen Übungen, die auf einfache und sehr humorvolle Art unser Wohlbefinden fördern. Dies kann eine bestimmte Art zu summen, zu gähnen oder zu schaukeln sein. Sie sind in dem äußerst lesenswerten Buch *Embodying well-being oder Wie man sich trotz allem wohl fühlen kann* von Julie Henderson (2012) nachzulesen und zu erlernen.

Ernährung: Auch auf eine ausgewogene und vor allem regelmäßige Ernährung zu achten, ist ein ganz elementarer Teil der Selbstfürsorge, gerade im täglichen Umgang mit Borderline-Betroffenen. Wie oft nehmen wir Unmengen von Kaffee während der Arbeit zu uns oder vergessen, regelmäßig und ausgewogen Mittag zu essen, und stopfen gedankenlos irgendwelches süßes Zeug in uns hinein? Auch hier beginnen die Psychohygiene und Achtsamkeit.

Übungen auf der emotionalen Ebene

Auch emotional werden wir bei unserer Arbeit mit Borderline-Betroffenen stark beansprucht. So werden wir häufig mit heftigen und sehr belastenden Gefühlen konfrontiert, denen es gilt entgegenzuwirken.

Erinnerungen aufgeben: Es ist wichtig, dass Sie sich darum bemühen, die belastenden Gefühle nicht zu behalten, auch wenn das beinhaltet, dass Sie sich an berichtete Dinge tatsächlich nicht mehr erinnern. Dies gilt es explizit zu machen: Sie erklären Ihren Patientinnen und Patienten, dass es Sie auf Dauer überfordert, all die Schreckensgeschichten in sich aufzubewahren. Das bedeutet auch, dass Sie sich nicht als Container für traumatisches Material zur Verfügung stellen. Viele Betroffene sind nach dieser Mitteilung erleichtert. Generell gehen wir von einem für uns hilfreichen Prinzip aus: anschauen und gehen lassen. Dieses einfache Prinzip bedarf einer bewussten Entscheidung und steht im Gegensatz zu traditionellen Haltungen in der Psychotherapie.

Kreativität ausleben: Luise REDDEMANN (2001, o. S.) befürwortet, »sich Wege zu suchen, die auf kreative Art helfen, belastende Emotionen auszudrücken: Tanz, Gestaltung, Musik, Schreiben. Es sollte immer der Weg sein, der am stimmigsten für die eigene Person ist. Viele von uns erleben es als heilend, in der Natur zu sein und dort wieder ›Kraft zu tanken‹, andere mögen eine ausgelassene und erschöpfende Disco-Nacht hilfreicher empfinden. Was auch immer es ist, zu empfehlen ist: Machen Sie sich bewusst, was Ihnen Freude macht, und tun Sie es, so oft Sie können.« Auch für Belastendes aus den Kontakten mit Borderline-Betroffenen ist dies ein gutes Gegengewicht.

»Innerer Beobachter«: Eine weitere Übung ist die des »inneren Beobachters«. Diese Meditationsübung hilft, Distanz herzustellen. Aus psychologischer Sicht könnte man sagen, es handelt sich um eine Dissoziationstechnik: Sie machen sich bewusst, dass es einen Teil in Ihnen gibt, der alles neutral beobachten kann. Bei der Übung sprechen Sie zu sich selbst:

- Ich bin mehr als mein Körper, denn ich kann diesen beobachten.

- Ich bin mehr als meine Gefühle, denn ich kann diese beobachten.
- Ich bin mehr als meine Stimmungen, denn ich kann diese beobachten.
- Ich bin mehr als meine Gedanken, denn ich kann diese beobachten.

So betrachten Sie, was ist, machen sich die innere Fähigkeit des Beobachtens als Ressource bewusst zugänglich und lassen das, was ist, sein, damit es wieder gehen kann (Reddemann 2001).

Übungen auf der kognitiven Ebene

Im Rahmen von Therapien lernen Borderline-Betroffene ihre Annahmen und Gedanken zu hinterfragen und zu verändern. Die Auseinandersetzungen mit negativen und verzerrten Gedanken von Klientinnen und Klienten kann bisweilen ansteckend wirken. So kann ein wichtiger Teil der Selbstfürsorge sein, die eigenen Gedanken ebenfalls zu hinterfragen und gegebenenfalls zu verändern.

Negative Kognitionen umlenken: Auf der kognitiven Ebene empfiehlt Carl Simonton (in Reddemann 2001), sich mit den eigenen negativen Kognitionen nach folgendem Vorgehen auseinanderzusetzen:

- Sind deine Gedanken/Überzeugungen auf Tatsachen gegründet?
- Helfen dir deine Gedanken/Überzeugungen, dein Leben und deine Gesundheit zu schützen?
- Helfen dir deine Gedanken/Überzeugungen, deine Nah- und Fernziele zu erreichen?
- Helfen dir deine Gedanken/Überzeugungen, die unangenehmsten Konflikte zu lösen oder zu vermeiden?
- Tragen deine Gedanken/Überzeugungen dazu bei, dich so zu fühlen, wie du dich fühlen möchtest?

Wenn Sie diese Fragen nur mit Nein beantworten können, so verändern Sie Ihre negativen Kognitionen solange, bis sie alle Fragen mit Ja beantworten können. Hilfreich ist auch, sich im Team gegenseitig auf negative Kognitionen hinzuweisen.

Eine sehr bekannte und erfolgreiche Verbindung von emotionaler und kognitiver (und körperlicher) Ebene findet sich in der Dialektisch-Behavioralen Therapie (DBT) (Linehan 1996). Hier seien vor allem die

Achtsamkeitsübungen als wesentliches Element erwähnt (Kabat-Zinn 2013; Stock 2012).

Wege der Achtsamkeit: Die Achtsamkeit umfasst einen aufmerksameren Umgang mit unserer Umwelt und uns selbst. Marsha M. Linehan (1996) beschreibt drei sogenannte Was- und drei Wie-Fertigkeiten. Bei den Was-Fertigkeiten geht es darum, wahrzunehmen, zu beschreiben und teilzunehmen oder zu handeln. Das gilt es konzentriert, nicht bewertend und wirkungsvoll zu tun. Bei der bekannten Rosinenübung von Jon Kabat-Zinn (2013) wird dieses Prinzip an einer Rosine geübt, indem der Übende eine Rosine mit allen seinen Sinnen konzentriert und wertfrei wahrnimmt, beschreibt und schließlich verzehrt. Es geht dabei auf neurobiologischer Ebene vereinfacht gesprochen um die Vernetzung unserer zerebralen Sinneszentren (Wahrnehmung) mit den entsprechenden kognitiven Ebenen unserer Gedanken und Begriffe (Beschreiben) im Frontalhirn und dem limbischen System, welches für die Emotionen zuständig ist. Die Achtsamkeitsübungen können auch in die tägliche Routine eingebaut werden, z. B. beim morgendlichen Zähneputzen oder Duschen. Tun Sie dies konzentriert, nicht bewertend und wirkungsvoll, statt nur unachtsam einer täglichen Routine zu folgen, während Sie schon an alle möglichen bevorstehenden Probleme denken.

Übungen auf der spirituellen Ebene

Auch auf die spirituelle Ebene ist hinzuweisen. Gerade bei der Arbeit mit Menschen, die schwere Schicksalsschläge, Gewalt und tiefe Ungerechtigkeiten erfahren haben, stellt sich uns immer wieder die Sinnfrage. Diese kann bis hin zu einer Sinnkrise bei uns selbst führen. Abgesehen von der Tatsache, dass Krisen durchaus ihren Sinn und häufig auch eine Wende zum Guten haben, sollte man sich erlauben, diese Sinnfragen zu stellen und nach Antworten zu suchen. Doch nur jeder selbst kann für sich die jeweils richtigen Antworten finden, die je nach Lebenszeit unterschiedlich ausfallen können. Die Antworten sind sowohl auf spirituellem Gebiet, z. B. im Gebet oder in der Meditation, als auch im philosophischen oder politischen Bereich zu finden. Wichtig ist nur, sich mit der Sinnfrage auseinanderzusetzen, um den Fragen, die zwangsläufig im Umgang mit Betroffenen entstehen, nicht hilflos gegenüberzustehen.

Was sonst noch hilft

In unserer Befragung haben wir Fachleute gebeten zu beschreiben, wie sie es schaffen, bei ihrer Arbeit die Balance zu halten. In den Antworten finden sich viele der genannten Anregungen wieder. So scheinen Behandelnde bereits über einen reichhaltigen Pool an Ideen und Strategien zur Selbstfürsorge zu verfügen.

Als hilfreich gaben Helfende an:

- die Liebe zu Natur und Tieren;
- eine eindeutige Trennung von Arbeit und Privatleben und eine realistische Einschätzung der eigenen Möglichkeiten in der Behandlung;
- ein Ausgleich in der Freizeit und im Privatleben;
- Identifizieren von Stärken der Klientinnen und Klienten (insbesondere die, die man selbst nicht hat, z.B. besondere Kreativität);
- Lernen für die praktische Arbeit und viel Sport;
- Supervision, Selbsterfahrung, Balintgruppen, kurzfristiger Austausch/Reflexion mit Kolleginnen und Kollegen, Borderline-Trialog;
- sich nach Stress mit Betroffenen an gute Situationen mit ihnen erinnern, um zu erkennen, dass es ihnen nicht um die Entwertung geht, und ihre gute Entwicklung sehen;
- Fortbildungen;
- ein »gesundes soziales Verhalten« in der Freizeit;
- innerlich und geistig Abstand nehmen, durch sehr ausgefüllte Zeit außerhalb der Arbeit;
- mit dem Team und der Partnerin oder dem Partner Probleme zeitnah besprechen;
- Nähe, Distanz, Abgrenzung und Professionalität erarbeiten;
- Lesen, Spazierengehen und Yoga;
- versuchen, in der Freizeit abzuschalten und Probleme nicht mit nach Hause zu nehmen;
- Austausch mit anderen, zufriedenen Arbeitskolleginnen und -kollegen, gute Selbstpflege; Zusammensein mit fröhlichen, unbelasteten Menschen, Kultur;

- Wandern, schönes Privatleben, Kraft und Halt durch Partnerschaft, Familie und Freunde;
- Ruhe, Entspannung, Bewegung, Team, Supervision, manchmal laut ablästern im Auto auf der Heimfahrt (allein!); Tipp: Parfüm hilft, um bei *sich* zu bleiben (schnuppern);
- Mannschaftssport als Ausgleich;
- Weggehen, Austausch mit Kolleginnen und Kollegen und mal nichts tun.

Auch wenn Supervision eine Selbstverständlichkeit sein sollte und Marsha M. Linehan sie zum »Gesamtpaket Borderlinebehandlung« rechnet, sieht die Realität im sozialen Bereich meist anders aus. So verhindern Kosten- und Zeitgründe, aber auch die Auffassung auf Leitungsebenen, dass keine Notwendigkeit für Supervision bestehe, diese Möglichkeit der Psychohygiene und Entlastung. Wie in der Auflistung von Selbstfürsorgestrategien aber deutlich wird, suchen viele Fachleute den Austausch mit Kolleginnen und Kollegen. Dies ist im Sinne von Intervision eine gute Strategie, um gemeinsam Dinge zu reflektieren, sich Mut zu machen oder bisweilen zu trösten und die eigene Balance wiederherzustellen.

Bewährt haben sich auch kleine Rituale, die die Grenze zwischen Arbeit und Freizeit markieren. Während Handwerker den Vorteil haben, ihre Arbeitskleidung nach Feierabend nach einer Dusche zu wechseln, gibt es im sozialen Bereich nicht so klare äußere Zeichen. Dennoch ist es eine Möglichkeit, sich tatsächlich umzuziehen und in »Freizeitkleidung« zu schlüpfen. Ein Ritual zur Markierung des Übergangs kann aber auch völlig anders aussehen. Eine Krankenschwester berichtet: »Auf der Rückfahrt nach Hause denke ich noch mal an alle meine Patienten. Wenn ich dann aus dem Auto steige, lasse ich sie aber los, und wenn ich das Haus betrete, habe ich wirklich Feierabend.«

Viele Fachleute erarbeiten mit Betroffenen sogenannte Notfallkoffer, in denen sie Gegenstände verfügbar halten, die den Betroffenen helfen, mit schwierigen Situationen umzugehen. Was für Borderline-Betroffene gut ist, kann Fachleuten nicht schaden. Es lohnt sich also zu prüfen, wie der eigene Notfallkoffer beziehungsweise Selbstfürsorgekoffer aussieht. Wir nehmen an, dass Sie bereits einen Selbstfürsorgekoffer besitzen, denn jede Hand- oder Brieftasche kann ein Selbstfürsorgekoffer sein. Diese sind jedoch nicht als solche deklariert. So können

Helfende in aller Regel schneller auf Signale von Körper und Seele reagieren, als es Borderline-Betroffenen vor allem in schwierigen Zeiten möglich ist; sie wenden Dinge, die ihnen guttun, also automatischer an oder haben sie wenigstens in Reichweite.
In den uns bekannten professionellen »Handtaschen-Selbstfürsorgekoffern« finden sich beispielsweise Bilder von Familienangehörigen, die einem besonders lieb sind, Lieblingsschlüsselanhänger, Bonbons oder Taschentücher (seltener zum Tränentrocknen, aber auch bisweilen dafür). Außerdem haben Fachleute meist gut erprobte Selbstfürsorgeausrüstungen zu Hause. Da findet sich vielleicht der Lieblingspudding im Kühlschrank, die Katze, die schon sehnsüchtig darauf wartet, gestreichelt zu werden, die fertig gepackte Saunatasche, die Konzertkarten für das kommende Wochenende an der Pinnwand, die Bestätigung vom Reisebüro für den geplanten Urlaub oder (wenn es richtig gut läuft) ein lieber Mitmensch, der etwas Leckeres gekocht hat. Die meisten Fachleute, die wir kennen, haben Spaß daran, eine Bestandsaufnahme ihrer Selbstfürsorgeausrüstung zu machen und zu prüfen, ob sich daran etwas optimieren lässt.
Selbstverständlich ist nicht jede der vorgestellten Maßnahmen für jeden geeignet. Auch hier gilt: Achten Sie auf Ihre innere Weisheit, Ihr Bauchgefühl oder ganz allgemein Ihren Körper. Sie werden dann spüren, welche Übung Ihnen besonders guttut.
Wir wünschen Ihnen gutes Gelingen bei der Selbstfürsorge und Psychohygiene. Versuchen Sie, die Balance zu halten, und vertrauen Sie auf Ihre eigenen Ressourcen.

Anregungen zur Reflexion

Mögliche Fragen an Sie selbst:

- Auf welcher Ebene wenden Sie psychohygienische Maßnahmen bei sich selbst an?
- Mit welcher dieser Ebenen sind Sie gut in Kontakt und mit welcher vielleicht gar nicht? Würde es Ihnen guttun, daran etwas zu ändern?
- Welche Dinge finden sich in Ihrem »Selbstfürsorgekoffer«? Wie können Sie ihn optimieren?

Buch-, Film- und Linktipps

Anders als in den 1990er-Jahren gibt es inzwischen eine Vielzahl von Publikationen zum Thema Borderline. Wir haben hier eine Auswahl von Büchern und Links zusammengestellt, die wir zum Weiterlesen oder zum Weitergeben an Betroffene und Angehörige empfehlen können. Diese Liste erhebt keinen Anspruch auf Vollständigkeit. Literaturtipps finden sich auch auf den zahlreichen Internetseiten zum Thema Borderline.

Erfahrungsberichte und Romane

DETERT, P. (2008): Auf der Kippe. Wenn Ärzte, Justiz und Gesellschaft versagen – mein extremes Leben mit der Borderline-Krankheit. München: Heyne.
Autobiografische Darstellung eines jungen Mannes, der von seinem Leben mit Borderline zwischen Klinik und Justiz berichtet.

FLEMMING, T. (2007): Ich – mein größter Feind. Leben mit dem Borderline-Syndrom. Köln: Bastei-Lübbe.
Beschreibung eines jungen Mannes über seine Erfahrungen mit Borderline, Aufenthalte in Kliniken und Kontakte mit der Jugendhilfe.

KNUF, A. (Hg.) (2011): Leben auf der Grenze. Erfahrungen mit Borderline. 3. Auflage, Köln: Psychiatrie Verlag.
Zwanzig Menschen mit Borderline-Erfahrung schreiben über ihr Leben, über ihre Gefühle und ihren Umgang mit der Erkrankung.

KNUF, A. (Hg.) (2012): Gesundung ist möglich! Borderline-Betroffene berichten. 4. Auflage, Köln: BALANCE buch + medien verlag.
Menschen mit der Diagnose Borderline berichten von ihren Recovery-Prozessen.

LABRÈCHE, M. S. (2002): Borderline. München: Antje Kunstmann.
Ein ebenso faszinierender wie schockierender autobiografischer Roman.

MELZER, A. (2013): Borderline. Ein Jahr mit ohne Lola. Die Geschichte einer besonderen Freundschaft. Berlin: Schwarzkopf & Schwarzkopf.
Erzählung aus der Perspektive einer Angehörigen, die beschreibt, welche Auswirkungen die Diagnose Borderline der besten Freundin auf den Kontakt zu ihr hat.

S., Tina (2005): Inmitten vom Nirgendwo. Der lange Weg einer Borderline-Patientin. Hamburg: Holzheimer.
Teilweise bedrückende, dann wieder ermutigende Darstellung eines Recovery-Prozesses.

STOLL, J. (2002): Auf der Spur der Schattenschwester. Erfahrungen einer Borderline-Patientin. 2. Auflage, Berlin: Frieling-Verlag.
Die Autorin gibt einen guten Eindruck, wie der Alltag in der Klinik aussehen kann, und ermutigt andere Betroffene dazu, sich mit der eigenen Vergangenheit auseinanderzusetzen und eine für sich passende Perspektive aufzubauen.

THIELEMEYER, N. (2012): Psyche auf Grenzgang. Zwischen Trauma und Liebe. Schweinfurt: Wiesenburg.
Roman über eine Frau mit der Diagnose Borderline, in dem es besonders um das Thema Beziehung geht.

Selbsthilfebücher

BASS, E.; DAVIS, L. (2001): Trotz allem. Wege zur Selbstheilung für sexuell missbrauchte Frauen. 9. Auflage, Berlin: Orlanda.
Arbeitsbuch mit praktischen Anregungen und Übungen.

KNUF, A.; TILLY, C. (2014): Borderline: Das Selbsthilfebuch. 7. Auflage, Köln: BALANCE buch + medien verlag.
Ratgeber, der verschiedene Möglichkeiten der Selbsthilfe für Borderline-Betroffene aufgreift und deren Umsetzung durch Anregungen erleichtert.

SMITH, M. (2009): Hilfen für Menschen mit selbstverletzendem Verhalten. 4. Auflage, Köln: Psychiatrie Verlag.
Arbeitshilfe für den Umgang mit Selbstverletzungen und die Verwendung in therapeutischen Kontexten.

Manuale

BLUM, N. S.; BARTELS, N. F.; ST. JOHN, D.; PFOHL, B. (2013): STEPPS bei Borderline: Emotionale Krisen bewältigen, Probleme lösen, Alltag gestalten, Beziehungen aufbauen: Ein Gruppenprogramm für Menschen mit Borderline-Persönlichkeitsstörungen. 3. Auflage, Köln: Psychiatrie Verlag.
Ein Manual, das auch für die Einzelarbeit nutzbar ist.

BODEN, M.; FELDT, D. (2012): Krisen bewältigen, Stabilität erhalten, Veränderungen ermöglichen. Ein Handbuch zur Gruppenmoderation und zur Selbsthilfe. 4. Auflage, Köln: Psychiatrie Verlag.
Arbeitsbuch, das sich an Übungen aus dem DBT-Konzept anlehnt.

BOHUS, M.; WOLF-AREHULT, M. (2012): Interaktives Skillstraining für Borderline-Patienten. CD-Rom, 2. Auflage, Stuttgart: Schattauer.
Interaktive CD, mit der Betroffene selbstständig arbeiten können und die wunderschöne Comics zum Thema Borderline enthält.

Achtsamkeit und Selbstfürsorge

BOHUS, M.; WOLF-AREHULT, M. (2011): Achtsamkeit. Schritte zu seelischer Gesundheit. Audio-CD, Stuttgart: Schattauer.
Eine CD zum Achtsamkeitsmodul der DBT.

HUBER, M. (2010): Der innere Garten. Ein achtsamer Weg zur persönlichen Veränderung. 4. Auflage, Paderborn: Junfermann.
Ein Buch mit CD, das Übungen enthält, die sowohl für Fachleute als auch für Betroffene und Angehörige geeignet sind – eine Möglichkeit, um Abstand zu Ereignissen am Arbeitsplatz zu finden.

KNUF, A.; HAMMER, M. (Hg.) (2013): Die Entdeckung der Achtsamkeit in der Arbeit mit psychisch erkrankten Menschen. Köln: Psychiatrie Verlag.
Die Autoren liefern eine Anleitung zur Anwendung von Achtsamkeit im sozialpsychiatrischen Bereich, sie geben Anregungen für die Arbeit mit Klientinnen und Klienten und für die Umsetzung von Achtsamkeit im Rahmen der eigenen Arbeitssituation.

Ratgeber

BOHUS, M.; REICHERZER, M. (2012): Ratgeber Borderline-Störung. Informationen für Betroffene und Angehörige. Göttingen: Hogrefe.
Ratgeber zur wirkungsvollen psychotherapeutischen Behandlung mit der Dialektisch-Behavioralen Therapie (DBT), in leichter Sprache und mit vielen anschaulichen Beispielen.

RAHN, E. (2010): Borderline verstehen und bewältigen. 3. Auflage, Köln: BALANCE buch + medien verlag.
Der Autor informiert leicht verständlich über die Erkrankung, über Behandlungs- und Selbsthilfemöglichkeiten.

Fachliteratur

ARNTZ, A.; GENDEREN, H. VAN (2010): Schematherapie bei Borderline-Persönlichkeitsstörung. Weinheim: Beltz.
Grundlegende Darstellung von Methoden und Techniken der Schematherapie mit Therapiematerialien.

BOHUS, M. (2002): Borderline-Störung. Göttingen: Hogrefe.
Sehr praxisnahe Einführung in die DBT von Marsha M. Linehan.

BRACKMANN, A. (2013): Jenseits der Norm – hochbegabt und hoch sensibel? 8. Auflage, Stuttgart: Klett-Cotta.
Die Autorin setzt sich unter anderem mit dem Thema Beziehungsgestaltung in der Therapie mit Borderline-Betroffenen auseinander.

GUNDERSON, J. (2004): Borderline. Diagnostik, Therapie, Forschung. Bern: Hans Huber.
Theorie und Therapie der Borderlinestörungen werden gut verständlich vermittelt und unterschiedliche Behandlungsansätze kritisch beleuchtet.

RAHN, E. (2019): Menschen mit Borderline begleiten. Neuausgabe, Köln: Psychiatrie Verlag.
Ein Buch, in dem Verhalten und Empfinden der Betroffenen geschildert werden und das Elemente zur Professionalisierung der Beziehungsgestaltung vorstellt.

SACHSSE, U. (2002): Selbstverletzendes Verhalten. Psychodynamik –

Psychotherapie. Das Trauma, die Dissoziation und ihre Behandlung. 6. Auflage, Göttingen: Vandenhoeck & Ruprecht.
Einfühlsame Beschreibung von Ursachen, Dynamik und Behandlungsmöglichkeiten von Selbstverletzungen. Mit analytischem Hintergrund, aber trotzdem relativ leicht verständlich.

SCHOPPMANN, S. (2003): »Dann habe ich ihr einfach meine Arme hingehalten.« Selbstverletzendes Verhalten aus der Perspektive der Betroffenen. Bern: Hans Huber.
Eine wissenschaftliche Studie zu selbstverletzendem Verhalten aus der Perspektive der Betroffenen.

Für Angehörige

KREGER, R.; SHIRLEY J.P. (2012): Das Schluss-mit-dem-Eiertanz-Arbeitsbuch. Für Angehörige von Menschen mit Borderline. 3. Auflage, Köln: BALANCE buch + medien verlag.
Eine Ergänzung zum Ratgeber *Schluss mit dem Eiertanz* mit konkreten Übungen zur Veränderung eingefahrener Muster und Verhaltensweisen.

MASON, T.P.; KREGER, R. (2012): Schluss mit dem Eiertanz. Für Angehörige von Menschen mit Borderline. 7. Auflage, Köln: BALANCE buch + medien verlag.
Aus dem Amerikanischen übersetzt. Das Buch enthält hilfreiche Anregungen und O-Töne von Angehörigen.

TILLY, C.; OFFERMANN, A. (2013): Mama, Mia und das Schleuderprogramm. Kindern Borderline erklären. 2. Auflage, Köln: BALANCE buch + medien verlag.
Ein Kinderbuch für Kinder im Vor- und Grundschulalter, um mit Kindern über die Problematik eines erkrankten Elternteils ins Gespräch zu kommen.

DVDs und Hörbuch

DURCHSCHLAG, T. (Regie) (2004): Allein. DVD, München: Tiberius Film.
Spielfilm zum Thema Borderline. Lavinia Wilson in der Hauptrolle gelingt es, Aspekte der Borderline-Erkrankung wie Einsamkeit, Schwierigkeiten mit Nähe und Distanz und Stimmungsschwankungen darzustellen. Der Film eröffnet interessante Einblicke in mögliche Ausprägungen von Borderline.

MANGOLD, J. (Regie) (1999): Durchgeknallt – Girl, Interrupted. DVD, München: Sony Pictures Home Entertainment.
Spielfilm mit Angelina Jolie in der Hauptrolle, basierend auf der Geschichte von Susanna Kaysen, die in ihrem Buch *Seelensprung* von ihren Erfahrungen mit der Psychiatrie berichtet, wo sie von der Diagnose Borderline erfahren hat.

OZ, F. (Regie) (1991): Was ist mit Bob? DVD, Burbank: Touchstone.
Spielfilm über die Geschichte eines psychisch erkrankten Mannes, der die Bedeutung des Therapeuten für den Erkrankten auf humorvolle Weise karikiert.

ROTHENBURG, A. (2010): Borderlife. Leben mit dem Borderline-Syndrom. Hörbuch, Berlin: Diadok.
Hörbuch, in dem drei Betroffene von ihren Erfahrungen mit psychischer Erkrankung, unter anderem Borderline, erzählen.

ROTHENBURG, A. (Regie) (2010): Tiefdruckgebiete. Ein Film von Andrea Rothenburg über Petra Thomsen. DVD, Berlin: Diadok.
Dokumentarfilm zu Borderline, der sich mit dem Thema Borderline und Adoption beschäftigt.

Webseiten

www.bapp.info
Bundesinitiative Ambulante Psychiatrische Pflege, mit Hinweisen zu Tagungen und Veranstaltungen.

www.biks-stuttgart.de
Eine Borderline Informations- und Kontaktstelle, Stuttgart.

www.borderline-community.de

Von Betroffenen gestaltete Webseite, die ein interessantes Forum hat. Aus einer Initiative der Nutzerinnen und Nutzer entstand die Zeitung GRENZPOSTen, die den Innovationspreis des Dachverbandes DBT gewonnen hat.

www.borderline-plattform.de

Von Betroffenen gestaltete Webseite, die Basisinformationen über Borderline anbietet und Adressen von Selbsthilfegruppen für Betroffene und Angehörige im Inland und im deutschsprachigen Ausland weitergibt.

www.borderlinetrialog.de

Informationsseite zum Borderline-Trialog. Sie gibt eine Übersicht über aktuelle Termine zu diesem Thema und die Möglichkeit, Kontakt zur Borderline-Trialog-Beratungsstelle aufzunehmen. Die Seite enthält eine Übersicht über regionale Borderline-Trialoge im deutschsprachigen Raum.

www.dachverband-dbt.de

Seite des Dachverbandes DBT. Dort finden sich Informationen zu Einrichtungen, die DBT anbieten und zertifiziert sind, zu Forschungsergebnissen und Weiterbildungsangeboten, auch für Fachleute, die nicht psychotherapeutisch arbeiten.

www.dachverband-stepps.de

Seite des Dachverbandes STEPPS. Dort finden sich Informationen zum Trainingsprogramm für Borderline-Patienten und Hinweise auf Weiterbildungen auch für Nichtpsychotherapeuten.

www.eltern-sein-mit-borderline.de

Selbsthilfeseite von Eltern mit der Diagnose Borderline, die Hinweise auf spezifische Literatur und Projekte für Kinder und Eltern gibt.

www.gitta-jacob.de

Eine Beschreibung der Schematherapie mit ausführlicher Darstellung dysfunktionaler Schemata, Links zu Instituten für Schematherapie und Fortbildungsterminen.

www.grenzposten.de

Selbsthilfezeitung von Betroffenen für Betroffene, Angehörige und Fachleute.

www.hansgunia.de

Ambulantes DBT-Netzwerk mit Einzeltherapie und Skillsgruppen im Darmstädter Raum.

www.pflege-in-der-psychiatrie.eu
Seite des Drei-Länder-Kongresses Pflege in der Psychiatrie, die Links und Informationen zu Projekten und Initiativen liefert, die im Rahmen des Kongresses stattfinden.

Zitierte Literatur

AGRAWAL, H. R.; GUNDERSON, J.; HOLMES, B. M.; LYONS-RUTH, K. (2004): Attachment studies with borderline patients: A review. In: Harvard Review of Psychiatry, 12 (2), S. 94–104.

ALLEN, J. G.; FONAGY, P. (Hg.) (2013): Mentalisierungsgestützte Therapie. Das MBT-Handbuch – Konzepte und Praxis. 2. Auflage, Stuttgart: Klett-Cotta.

APA (2013): Diagnostic and statistical manual of mental disorders. DSM-5. Fifth Edition. Washington D. C.: American Psychiatric Publishing.

ARMBRUST, M.; LINK, A. (2015): Borderline im Trialog. Miteinander reden – voneinander lernen. Paderborn: Junfermann.

ARNTZ, A.; GENDEREN, H. VAN (2010): Schematherapie bei Borderline-Persönlichkeitsstörung. Weinheim: Beltz.

BACZYNSKA, K.; KÖSSMEIER, H.; SMORRA, D.; TILLY, C. (2010): Speckpony, Erdbeeren und Gummibärchen zählen. Therapie-Sprache und Insider-Sprache in der Borderline-Station. In: Klinikmagazin, LWL-Kliniken Warstein und Lippstadt, 13. Ausgabe, S. 6–8.

BANDURA, A. (1979): Aggression. Eine sozial-lerntheoretische Analyse. Stuttgart: Klett-Cotta.

BLUM, N. S.; BARTELS, N. F.; ST. JOHN, D. (2014): STEPPS: Das Trainingsprogramm. Handlungsorientierte Version. Köln: Psychiatrie Verlag.

BLUM, N. S.; BARTELS, N. F.; ST. JOHN, D.; PFOHL, B. M. (2009): STEPPS: Das Trainingsprogramm bei Borderline. Emotionale Krisen bewältigen, Probleme lösen, Alltag gestalten, Beziehungen aufbauen. Trainerhandbuch. Köln: Psychiatrie Verlag.

BOHNSACK, R.; LOOS, P.; SCHÄFFER, B.; STÄDLER, K.; WILD, B. (1995): Die Suche nach Gemeinsamkeit und die Gewalt der Gruppe. Hooligans, Musikgruppen und andere Jugendcliquen. Opladen: Leske + Budrich.

BOHUS, M. (2002): Borderline-Störung. Göttingen: Hogrefe.

BOHUS, M. (2010): Leben, nicht überleben will ich. DBT-ACES. Vortrag beim 7. bundesweiten Borderline-Trialog, Bezirksklinikum Ansbach, 29.10.2010.

BOHUS, M.; REICHERZER, M. (2012): Ratgeber Borderline-Störung. Informationen für Betroffene und Angehörige. Göttingen: Hogrefe.

BOHUS, M.; SCHMAHL, C. (2006): Psychopathologie und Therapie der Borderline-Persönlichkeitsstörung. In: Deutsches Ärzteblatt, 103 (49), S. A3345–A3352, aktualisierte Fassung (2009) verfügbar unter: www.aerzteblatt.de/pdf.asp?id=64189 (25.07.2014).

BOWLBY, J. (2006): Trennung. Zorn und Angst. München: Reinhardt.

BRIEGER, B.; HOFFMANN, H. (2012): Was bringt psychisch Kranke nachhaltig in Arbeit? »Supported employment« vs. »pre-vocational training«. In: Der Nervenarzt, 83 (7), S. 840–846.

BUBER, M. (1995): Ich und Du. Stuttgart: Reclam.

BUCHHEIM, P.; DAMMANN, G.; CLARKIN, J. F.; KERNBERG, O. F. (1999): Psychodynamische Psychotherapie von Patienten mit Borderline-Persönlichkeitsstörungen. In: Persönlichkeitsstörungen, 3, S. 25–34.

CLARKE, L.; WHITTAKER, M. (1998): Self-mutilation: culture, contexts and nursing responses. In: Journal of Clinical Nursing, 7, S. 129–137.

CLARKIN, J. F.; YEOMANS, F. E.; KERNBERG, O. F. (2008): Psychotherapie der Borderline-Persönlichkeit: Manual zur psychodynamischen Therapie. 2. Auflage, Stuttgart: Schattauer.

DANIELS, J. (2006): Sekundäre Traumatisierung – kritische Prüfung eines Konstruktes. Dissertation, Bielefeld: Universität Bielefeld, verfügbar unter: http://www.sekundaertraumatisierung.de/uploads/assets/DISSERTATION_KOMPLETT.pdf (25.07.2014).

DILLING, H.; MOMBOUR, W.; SCHMIDT, M. H.; SCHULTE-MARKWORT, M. (2006): Internationale Klassifikation psychischer Störungen. ICD-10, Kapitel V (F). 4. Auflage, Bern: Hans Huber.

DROSDOWSKI, G. (1997): Duden Etymologie. Herkunftswörterbuch der deutschen Sprache. 2. Auflage, Mannheim: Bibliographisches Institut & F. A. Brockhaus AG.

DUDECK, M.; BARNOW, S.; SPITZER, C.; STOPSACK, M.; GILLNER, M.; FREYBERGER, H.-J. (2006): Die Bedeutung von Persönlichkeit und sexueller Traumatisierung für forensische Patienten mit einem Sexualdelikt. In: Psychotherapie Psychosomatik Medizinische Psychologie, 56 (3/4), S. 147–153.

ELSTNER, S.; SCHADE, C.; DIEFENBACHER, A. (Hg.) (2012): DBToP-gB-Manual für die Gruppenarbeit. An der Dialektisch-Behavioralen Therapie orientiertes Programm zur Behandlung Emotionaler Instabilität bei Menschen mit geistiger Behinderung. Bielefeld: Bethel-Verlag.

FALKAI, P.; WITTCHEN, H.-U. (Hg.) (2015): Diagnostisches und Statistisches Manual Psychischer Störungen – DSM-5®. Deutsche Ausgabe. Göttingen: Hogrefe.

FAVAZZA, A.R. (1996): Bodies under siege. Self-mutilation and body modification in culture and psychiatry. 2nd ed., Baltimore: The Johns Hopkins University Press.

FAVAZZA, A.R.; ROSENTHAL, R.J. (1993): Diagnostic issues in self-mutilation. In: Hospital & Community Psychiatry, 44 (2), S. 134–140.

FIEDLER, P. (1995): Persönlichkeitsstörungen. 2. Auflage, Weinheim: Psychologie Verlags Union.

FISCHER, G.; RIEDESSER, P. (1998): Lehrbuch der Psychotraumatologie. München: Reinhardt.

GUNDERSON, J.G. (1996): The borderline patient's intolerance of aloneness: insecure attachments and therapist availability. In: American Journal of Psychiatry, 153 (6), S. 752–758.

HAMMER, M.; PLÖSSL, I. (2012): Irre verständlich. Menschen mit psychischer Erkrankung wirksam unterstützen. Köln: Psychiatrie Verlag.

HENDERSON, J. (2012): Embodying well-being oder Wie man sich trotz allem wohl fühlen kann. 4. Auflage, Bielefeld: AJZ Druck & Verlag.

HERPERTZ, S.; SASS, H. (2000): Die Borderline-Persönlichkeitsstörung in der historischen und aktuellen psychiatrischen Klassifikation. In: KERNBERG, O.F.; DULZ, B.; SACHSSE, U. (Hg.): Handbuch der Borderline-Störungen. Stuttgart: Schattauer, S. 115–124.

HERRMANN, M. (2008): Computersimulationen und Sozialpädagogische Praxis. Falldarstellungen, Modellierungen und methodologische Reflexionen. Wiesbaden: VS Verlag für Sozialwissenschaften.

HERRMANN, U.; RAHN, E. (2013): STEPPS-Trainingsprogramm für ambulante Versorgung. Geeignet für Menschen mit Borderlinesyndrom. In: Praxis Wissen Psychosozial, 4 (2), S. 36–39.

JOBMANN, A.; SMORRA, R. (2013): STEPPS – ein Nachsorgeangebot. Hilfe für Menschen mit emotionaler Instabilität. In: Praxis Wissen Psychosozial, 4 (4), S. 42–45.

KABAT-ZINN, J. (2013): Achtsamkeit für Anfänger. Freiburg: Arbor.

KERNBERG, O.F. (2010): Objektbeziehungen und Praxis der Psychoanalyse. 7. Auflage, Stuttgart: Klett-Cotta.

KERNBERG, O.F; DULZ, B.; SACHSSE, U. (2000): Handbuch der Borderline-Störungen. Stuttgart: Schattauer.

KERSTEN, J. (1993): Männlichkeitsdarstellungen in Jugendgangs. Kulturvergleichende Betrachtungen zum Thema »Jugend und Gewalt«. In: OTTO, H.-U.; MERTEN, R. (Hg.): Rechtsradikale Gewalt im vereinigten Deutschland. Jugend im gesellschaftlichen Umbruch. Opladen: Leske + Budrich, S. 227–246.

KLONSKY, E.D. (2007): Non-suicidal self-injury: an introduction. In: Journal of Clinical Psychology, 63 (11), S. 1039–1043.

KNUF, A. (2011): Leben auf der Grenze. Erfahrungen mit Borderline. 3. Auflage, Köln: Psychiatrie Verlag.

KNUF, A.; TILLY, C. (2005): Borderline: Das Selbsthilfebuch. 2. Auflage, Köln: Psychiatrie Verlag.

KOHUT, H. (1973): Narzißmus. Eine Theorie der psychoanalytischen Behandlung narzißtischer Persönlichkeitsstörungen. Frankfurt a.M.: Suhrkamp.

KOZEL, B.; MICHEL, K.; ABDERHALDEN, C. (2008): Strukturierte Einschätzung der Suizidalität gemeinsam mit den PatientInnen: Erste Erfahrungen aus einem Praxisentwicklungsprojekt. In: ABDERHALDEN, C.; NEEDHAM, I.; SCHULZ, M.; SCHOPPMANN, S.; STEFAN, H. (Hg.): Psychiatrische Pflege, psychische Gesundheit und Recovery. Unterostendorf: Ibicura, S. 245–251.

KRÖGER, C.B.; UNCKEL, C. (Hg.) (2006): Borderline-Störung: Wie mir die dialektisch-behaviorale Therapie geholfen hat. Göttingen: Hogrefe.

LAMNEK, S. (1982): Sozialisation und kriminelle Karriere, Befunde aus zwei Erhebungen. In: SCHÜLER-SPRINGORUM, H. (Hg.): Mehrfach auffällig. Untersuchungen zur Jugendkriminalität. Weinheim u. München: Beltz Juventa, S. 13–85.

LIEB, K.; ZANARINI, M.C.; SCHMAHL, C.; LINEHAN, M.M.; BOHUS, M. (2004): Borderline personality disorder. In: The Lancet, 364 (9432), S. 453–461.

LINEHAN, M. M. (1993 a): Cognitive-behavioral treatment of borderline personality disorder. New York: The Guilford Press.

LINEHAN, M. M. (1993 b): Skills training manual for treating borderline personality disorder. New York: The Guilford Press.

LINEHAN, M. M. (1996): Trainingsmanual zur Dialektisch-Behavioralen Therapie der Borderline-Persönlichkeitsstörung. München: CIP-Medien.

LINEHAN, M. M.; GOODSTEIN, J. L.; NIELSEN, S. L.; CHILES; J. A. (1983): Reasons for staying alive when you are thinking of killing yourself: The reasons for living inventory. In: Journal of Consulting and Clinical Psychology, 51 (2), S. 276–286.

LINK, A.; TILLY, C. (2006): Borderline-Trialog und Peer-Support. In: KRÖGER, C. B.; UNCKEL, C. (Hg.): Borderline-Störung: Wie mir die dialektisch-behaviorale Therapie geholfen hat. Göttingen: Hogrefe, S. 156–161.

LINK, A.; TILLY, C. (2007): Nicht nur an der Oberfläche kratzen. In: Psychosoziale Umschau, 22 (3), S. 18–19.

NEACSIU, A. D.; RIZVI, S. L.; LINEHAN, M. M. (2010): Dialectical behavior therapy skills use as a mediator and outcome of treatment for borderline personality disorder. In: Behaviour Research and Therapy, 48 (9), S. 832–839.

NEIDHARDT, F. (1981): Über Zufall, Eigendynamik und Institutionalisierbarkeit absurder Prozesse. In: ALEMANN, H. VON; THURN, H.-P. (Hg.): Soziologie in weltbürgerlicher Absicht. Festschrift für René König zum 75. Geburtstag. Opladen: VS Verlag für Sozialwissenschaften.

OELEMANN, B.; LEMPERT, J. (1997): Gewaltberatung/Gewaltpädagogik mit Jungen, heranwachsenden Männern und Männern. Der Arbeitsansatz Deutschlands erster Gewaltberatungsstelle Männer gegen Männer-Gewalt, Hamburg. In: MÖLLER, K. (Hg.): Nur Macher und Macho? Geschlechtsreflektierende Jungen- und Männerarbeit. Weinheim u. München: Beltz Juventa, S. 273–299.

OERTER, R.; MONTADA, L. (Hg.) (2002): Entwicklungspsychologie. 5. Auflage, Weinheim: Beltz.

OZ, F. (Regie) (2003): Was ist mit Bob? DVD, Burbank: Touchstone.

PATHÉ, M. T.; MELOY, J. R. (2013): Commentary: Stalking by patients – psychiatrists' tales of anger, lust and ignorance. In: Journal of the American Academy of Psychiatry and the Law, 41 (2), S. 200–205.

PETERS, U. H. (1990): Wörterbuch der Psychiatrie und medizinischen Psychologie. 4. Auflage, München u. a.: Urban & Schwarzenberg.

RAHN, E. (2019): Menschen mit Borderline begleiten. Köln: Psychiatrie Verlag.

REDDEMANN, L. (2001): Psychohygiene in der Traumatherapie. Ein Erfahrungsbericht. In: Psychotraumatologie, 2 (4), S. 22.

REDDEMANN, L. (2003): Einige Überlegungen zur Psychohygiene und zur Burnout-Prophylaxe von Traumatherapeutinnen. In: ZPPM, 1 (1), S. 79–86.

RELLER, M. (2006): Intensive dynamische Kurzpsychotherapie nach H. Davanloo bei reduzierter Angsttoleranz. Vortrag.

RELLER, M. (2007): Psychodynamische Therapie bei Patienten mit Persönlichkeitsstörungen. Vortrag am 28.06.2007, Klinik St. Pirminsberg in Pfäfers.

ROLLES, A. (2013): Spaß mit Borderline. Vortrag beim 10. bundesweiten Borderline-Trialog, Bezirksklinikum Ansbach.

RÖPKE, S. (2012): Borderline bei Männern und Jungs – ein kleiner, aber feiner Unterschied. Vortrag beim 9. bundesweiten Borderline-Trialog, Bezirksklinikum Ansbach.

ROSEN, S.; COLLINS, K. J. (1993): Six case studies depicting the deliberate self-harm syndrome. In: Curationis, 16 (1), S. 50–55.

SACHSSE, U. (1994): Selbstverletzendes Verhalten. Psychodynamik – Psychotherapie. Das Trauma, die Dissoziation und ihre Behandlung. Göttingen: Vandenhoeck & Ruprecht.

SCHENK-DANZINGER, L. (2002): Entwicklungspsychologie. Wien: öbv und hpt.

SCHMID, C.; HOCHSTRASSER, B.; HELL, D. (2000): Selbstbeschädigung als Symptom psychischer Krankheiten in der PUK Zürich zwischen 1987 und 1995. In: Schweizer Archiv für Neurologie und Psychiatrie 151 (5), S. 184–189.

SCHMIDT, S.; BRÜCHER, K.; PETERMANN, F. (2006): Komorbidität der Aufmerksamkeitsdefizit-/Hyperaktivitätsstörung (ADHS) im Erwachsenenalter. Perspektiven für die Diagnostik mit dem Screeningverfahren BAS-E. In: Zeitschrift für Psychiatrie, Psychologie und Psychotherapie, 54 (2), S. 123–132.

SCHOPPMANN, S. (2003): »Dann habe ich ihr einfach meine Arme hingehalten.« Selbstverletzendes Verhalten aus der Perspektive der Betroffenen. Bern: Hans Huber.

SCHRAMM, S. (2013): Borderliner: Immer auf der Kippe. Zeit Online, 25.11.2013, www.zeit.de/2013/47/borderliner-psychisch-krank/komplettansicht (25.07.2014).

STOCK, C. (2012): Achtsamkeitsmeditation. Übungen für mehr Gelassenheit im Leben. Stuttgart: Trias.

TEUBER, K. (1999): Ich blute, also bin ich. Selbstverletzung der Haut von Mädchen und jungen Frauen. 2. Auflage, Pfaffenweiler: Centaurus Verlagsgesellschaft.

TROENDLE, P. (2005): Psychotherapie dynamisch – intensiv – direkt. Lehrbuch zur Intensiven Dynamischen Kurzpsychotherapie. Gießen: Psychosozial-Verlag.

USHER, K.; COOK, J. (1994): Self-injury: An overview and critique of the literature. In: Australian and New Zealand Journal of Mental Health Nursing, 3, S. 79–85.

WEIDNER, J.; MALZAHN, U. (2000): Zum Persönlichkeitsprofil aggressiver Jungen und Männer. Selbstthematisierungen. In: WEIDNER, J.; KILB, R.; KREFT, D. (Hg.): Gewalt im Griff. Neue Formen des Anti-Aggressivitäts-Trainings. Weinheim: Beltz, S. 43–47.

WILSTRAND, C.; LINDGREN, B.-M.; GILJE, F.; OLOFSSON, B. (2007): Being burdened and balancing boundaries: A qualitative study of nurses' experiences caring for patients who self-harm. In: Journal of Psychiatric and Mental Health Nursing, 14 (1), S. 72–78.

ZANARINI, M. C.; FRANKENBURG, F. R.; HENNEN, J.; SILK, K. R. (2003): The longitudinal course of borderline psychopathology: 6-year prospective follow-up of the phenomenology of borderline personality disorder. In: American Journal of Psychiatry, 160 (2), S. 274–283.

FSC
www.fsc.org
MIX
Papier | Fördert gute Waldnutzung
FSC® C083411

Zeitfracht Medien GmbH
Ferdinand-Jühlke-Straße 7
99095 Erfurt, Deutschland
produktsicherheit@kolibri360.de